書

アンデシュ・ハンセン
Anders Hansen

久山葉子［訳］

最強脳

『スマホ脳』ハンセン先生の特別授業

930

新潮社

日本の読者の皆さんへ

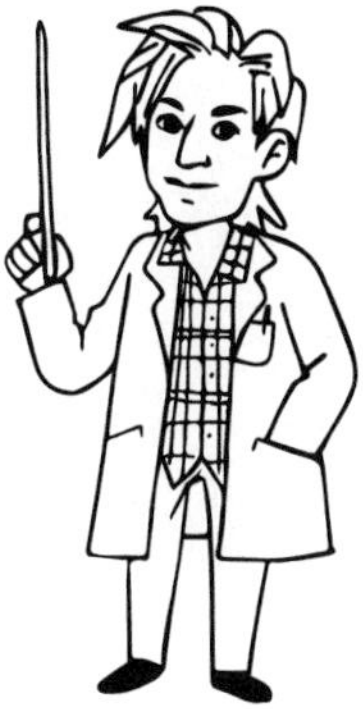

『スマホ脳』（新潮新書）が日本語で刊行されてから、日本のメディアの取材を数多く受けました。その中で様々な質問をされましたが、つきつめれば「これからどうすればいいのでしょうか」ということでした。特に「うちの子をどうすればいいのでしょうか」そして「うちの子の脳にいちばんいいことはなんでしょうか」という質問が主だったように思います。

本書はそういった質問への答です。元はスウェーデン語で、親子で読めるように書いたもので、私たちの脳の取り扱い説明書と言えます。
実は、この本の結論は一言で言えてしまいます。
運動をしよう——そうすれば脳は確実に強くなる。

多くの人が驚くと思いますが、脳にとっていちばん良いエクササイズはクロスワードパズルでも、ナンプレでも、あなたのスマホのアプリでもありません。体を動かすエクササイズなのです！　数多くの研究で、運動があらゆる認知機能を高めてくれることが分かっています。発想力も高めてくれます。さらには記憶力《きおくりょく》や集中力もです。運動することで気分が良くなるし、睡眠の質も改善され、ストレスにも強くなります。

私はこれまでもずっと「知識は力なり」だと考えてきました。この本では運動が子供や若者の脳にどのような影響を与えるかという知識を紹介しています。分かりやすく、かつ科学研究に基づいた内容で、子供や若者に脳に興味を持ってもらい、体を動かすと何が起きるかを知ってもらうのが目的です。運動は単なるスポーツではなく、脳をレベルアップさせる手段――そのことを知れば、運動するモチベーションもついてきます。私は実際にそれをこの目で見てきました。スウェーデンではこの本が十万人以上の生徒に配られましたが、子供や若者、先生や親からもらった手紙やメール、その他のフィードバックから、大勢《おおぜい》の人が今までよりも運動するモチベーションが上がったことが分かります。医者であり作家である私はそんな貢献《こうけん》ができたこと、そしてこの本が日本語に訳されることをうれしく思っています。

皆さんがこの本の内容に興味を持ち、運動するモチベーションが上がることを心から願っています。

まえがき――あなたの脳は変えられる

自分をレベルアップさせたい。

そう思いませんか。

「どんなところを？」

全部です。


ゲームが上手《うま》くなり、集中力も上げられるのです。今より幸せな気分になり、心も落ち着き、賢《かしこ》く、発想力豊かにもなれるなんてすばらしいと思いませんか？　おまけに記憶力も良くなり、自信もつくとなったら。

そんなのイヤだ、と言う人はいないはずです。

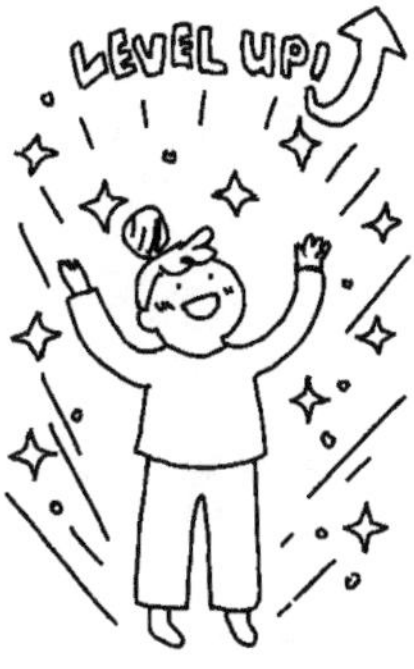

ただし、「働かざる者、食うべからず」と言われる通り、自分をレベルアップさせるためには難しくて大変なことをあれこれやらなくてはなりません。何をしなければいけないかというと、**それはなんと体を動かすこと**です。

拍子抜《ひょうしぬ》けしたかもしれません。でもどうか本を閉じないで下さい。あまりにもうまい話で嘘《うそ》みたいに聞こえるかもしれませんが、だまそうとしているわけではないのです。おまけに見た目もすっきりし、体も強くなります――などと言ったら、よけいに嘘のように聞こえるでしょうか。あくまでおまけではありますが、良く眠れるようにもなり、食事の量もちょうど良くなるはずです。

しかし、ここで最も大切なのは「頭の中で何が起きるか」なのです。

体を動かすと、私たちの脳の中で様々な変化が起きます。すぐに起きる変化もあれば、しばらく時間をかけてやっと起きる変化もあります。でもどれも、私たちにとって良い変化ばかりです。

そんなことはありえないと思うかもしれません。確かに、腕《うで》を強くしたければ普通は脚《あし》ではなく腕をきたえます。では、脳を強くしたいなら体をきたえても意味がないのでしょうか。そういうわけではありません。**脳をきたえるには、脳以外の場所をきたえる必要があるのです。**

研究によれば、体を動かしたりエクササイズをしたりする方が、記憶トレーニングやナンプレ、クロスワードパズルなどよりも脳に効果があるそうです。それも良い効果がです。不思議なことですが、体を動かすことで最も強化される部分が実は脳なのです。

両手をぎゅっと握《にぎ》ってくっつけてみて下さい。私たちの脳はせいぜいその程度の大きさです。そこに生まれてから経験したこと、感じたことがすべて入っているのです。その人の性格や個性も含《ふく》めて、今まで学んだことすべてがです。まるで奇跡《きせき》のようなことですが、これは脳の神秘のほんの一部に過ぎません。

脳は考えたり感じたり、体の動きをコントロールしたりして、体の何もかもがちゃんと動くように見張ってくれています。それも1日中です。脳の中では1秒ごとに何億という変化が起きていますが、頭蓋骨《ずがいこつ》に穴を開けてのぞいても、顕微鏡《けんびきょう》を使っても、見ることは出来ません。脳の各部分が何をしているのか、なぜそうなるのかが分かってきたのは、ここ30年から40年のことです。

その中でも最も大切なのが、**脳にはどんどん変わっていける力がある**という発見です。そこに運動が関係してくるのです。

私たちの脳は多数の脳細胞《のうさいぼう》で出来ていて、様々な役割を担っています。目が見ている物を理解するための細胞もありますし、ロボットやアイスクリームなどを想像するのが専門の細胞もあります。

何かを考えたり感じたりしている時には、脳の各部分にある脳細胞が連携《れんけい》して働いています。どうやって連携するかというと、化学物質を使って脳細胞が互《たが》いにシグナル（信号）を送り合うのです。

運動は脳のそんな働きを助けてくれます。運動することでより多くのシグナルが送られ、正しい指令が正しい場所に届くことで、脳が効率良く機能するようになるのです。

それが自分をレベルアップさせるための基本です。

では実際にどうすればいいのか、それを見ていきましょう。今の時点では**自分の脳をもっとレベルアップさせられる**ということだけ理解していれば大丈夫《だいじょうぶ》です。そして、そのために最も良い方法は**体を動かすこと**だというのを。

次に目指すのは――新しい脳

脳の中には地下鉄の路線が何本も通っていると想像してみて下さい。地下鉄が様々な方向に走って行き、どの駅でも人が乗り降りしています。仕事に行く人もいれば、学校に行く人、友達に会いに行く人もいるようです。各駅が脳細胞、地下鉄の車両がシグナルで乗客はメッセージだと考えて下さい。メッセージとはこの場合、脳からのシグナルがきっかけとなり、体中の細胞に「こうしなさい」と伝えられる指令のことです。例えば右手の指を動かしたいと思ったら、右手の指を担当する脳細胞「駅」までシグナルの地下鉄が走り、それに乗った人間が「右手の指を動かして下さい！」というメッセージを伝えるのです。

トレーニングやエクササイズなどの運動をするのは、何千人もの地下鉄職員に働いてもらうようなものです。地下鉄に乗った人間たちは「あっちの筋肉を縮めて」「こっち側に体を傾《かたむ》けて」と体のあちこちにメッセージを届けますが、地下鉄職員は壊《こわ》れたところを直したり、新しいレールをしいたり、スピードの速い電車を開発したり、必要な所に新しい駅を作ったりするのです。

こうして町は変化し続けます。地下鉄が効率良く走り、住んでいる人たちが仕事に行ったり、勉強したり、友達と楽しんだりといったことがしやすくなる——運動にはそんな効果があるのです。

コラム

この本を書く時に、「体を動かすこと」を何と呼ぼうかと悩みました。トレーニング、エクササイズ、身体活動など様々な呼び方がありますが、どれもしっくりこない気がしました。

トレーニングやエクササイズという言葉には面倒で疲《つか》れるイメージがありますし、専用の服を着て決まった場所でやらなければいけない感じがします。

身体活動と呼ぶと専門用語のようで親しみがわきません。とはいえ実際には身体活動のことなのですが。ともかく、ああでもないこうでもないと考えてみて、結局シンプルに「運動」と呼ぶことにしました。

そこまでこだわったのは、間違ったイメージを与えたくないからです。ダンスや自転車での鬼《おに》ごっこ、腕立てふせやドッジボールまで、すべて含めた運動をイメージしてほしいのです。

とにかく大切なのは「運動すること」で、「何の運動をするか」ではないのです。

最強脳——『スマホ脳』ハンセン先生の特別授業　目次

第1章　もっと幸せな自分になる

ゴール

・今までよりしょっちゅう、そして長い時間、幸せな気分でいる。

・以前は怖《こわ》かったことが少し楽しみになる。

・逆境に強くなる。難しいことをしなければいけない時や、精神的につらい時にも落ちこまないようになる。

いつもきげんが良い人と悪い人

『白雪姫《しらゆきひめ》と七人《しちにん》のこびと』にハッピー（ごきげん）とグランピー（おこりんぼ）という名前のこびとが出てきますが、私たちの周《まわ》りにもいつもごきげんな人もいれば怒《おこ》りっぽい人もいます。こびとのハッピーのようにいつでもニコニコして人生を楽しんでいるように見える人もいますし、グランピーみたいな人も確かにいます。起きてすぐに重いため息をつき、夜寝る時まで頭上にずっしり重い雨雲がかかっているような人です。

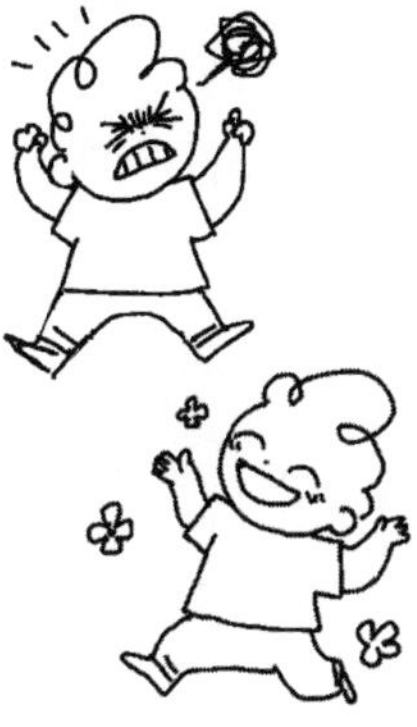

ハッピーならサンドイッチを落としても、ほこりだけはらって口笛を吹きながらごきげんに食べてしまうでしょう（食べながら口笛を吹けるかどうかは別として）。しかしグランピーがサンドイッチを落としたりしようものなら、1日が台無しになってしまいます。

世の中には他にも、「ガミガミ屋」「ごきげん斜《なな》め」「冗談《じょうだん》好き」「不きげん」「怖がり」「笑い上戸《じょうご》」など、色々な人がいます。他の人たちからそんな風に呼ばれるということは、名は体《たい》を表しているわけです。何も起きていない時のきげんや、何かが起きた時の反応も簡単に想像がつきます。

ではそういう人たちがいつでも「ごきげん」だったり「おこりんぼ」だったりするかと言うと、そういうわけではありません。グランピーにしても朝から晩まで怒っているわけではないでしょう。**私たちはみな両方の性格を持ち合わせていて、**それ以外にも様々な性格を持っています。そのバランスが人それぞれ違いますし、どういう組み合わせなのかも違ってきます。

出来事に影響されることももちろんあります。かわいがっていたペットが死んだら悲しくなりますし、大好きな人、例えばおじいちゃんに会えたらうれしくなります。それは「性格」とは別の「感情」です。だからグランピーがごきげんな時もあるし、ハッピーが泣くこともあるのです。

脳がくれる「ごほうび」

では悲しい時や幸せな時、私たちの脳の中では何が起きているのでしょうか。それが分かれば、自分で自分を少し幸せにすることが出来るかもしれません。

脳には「ごほうび」をくれるシステム（仕組み）があります。細胞と細胞の間でシグナルを送るための化学物質が何種類かあり、そのひとつが「ドーパミン」です。他にも「セロトニン」や「ノルアドレナリン」「エンドルフィン」などの化学物質がありますが、複雑になり過ぎないように、今は「ドーパミン」の話だけにしておきます。

ドーパミンの仕事のひとつに、「何に注目し、集中すればいいのかを教えてくれる」というものがあります。好きなことをすると、例えばおいしい物を食べたり、友達と会ったりすると、ドーパミンの量が増えて幸せな気分になり、満足を感じます。つまり自分にとって良いことをすると、脳が「ごほうび」をくれるのです。

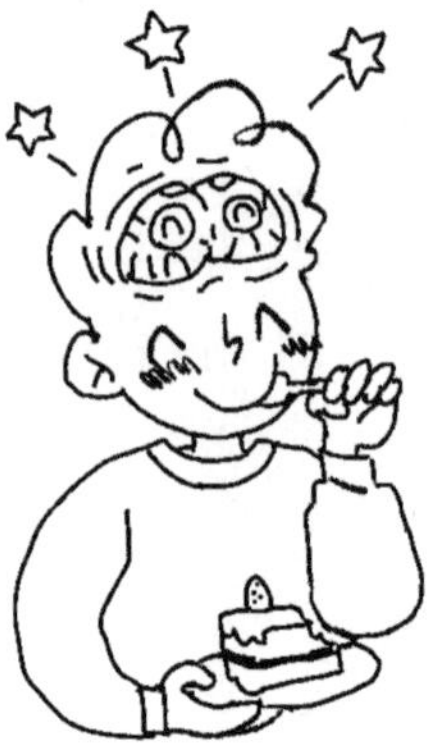

人間は食べなければ死んでしまいます。だから脳は、私たちが何かを食べる度にごほうび、つまりドーパミンを出してくれます。他の例もあげておくと、人類の歴史において、他の人たちと仲良く出来るかどうかは、生死を分けるような大切なことでした。だから人と仲良くしている時もドーパミンが出ます。私たちはドーパミ

ンが大好きでいくらでもほしくなり、そのおかげで自分にとって良いことをしてしまうのです。

「いいね！」もドーパミンの元

とはいえ、まったく無駄《むだ》なことをやってしまうこともある……とも思いませんか？　例えば何時間もスマホをいじったりというようなことです。本当は他にやらなければいけないことがいくらでもあるというのに。しかし、これもドーパミンのせいなのです。ＳＮＳで「いいね！」がつく度に、小さなドーパミンのごほうびをもらえてしまうからです。

何万年も前に脳のごほうびシステムが出来上がった頃《ころ》は、周りの人たちに好かれているかどうかが非常に大切でした。誰《だれ》も１人では生きていけない時代だったからです。しかしその頃は、**１時間に何百回も小さなドーパミンのごほうびをくれるス**

マホはありませんでした。私たちの脳は、スマホのような技術の進化についていけていないのです。ついていけていたら、スマホから手を離した時にドーパミンが出るようになっていたはずです。

ドラッグ（麻薬）も、昔の脳が想像もしていなかったような深刻な問題です。人をとりこにしてしまう様々な種類の薬物や、タバコに入っているニコチンなど、人間が依存《いぞん》してしまうドラッグのほとんどがドーパミンのレベルを上げてしまいます。体に良いことを何もしていないのに上げてしまうのです。ドラッグは体にも脳にも大きな悪影響があります。特に、長い期間とり続けると危険です。SNSにしてもドラッグにしても、脳が昔のまま進化していないために私たちは夢中になってしまうのです。

SNSやドラッグ以外の「ごほうび」

では、体に悪くないドーパミンの出し方はないのでしょうか。

もちろんあります。体を動かせば良いのです。

運動（しっかり体を動かす運動）をした後にはドーパミンが出ます。ドーパミン以外にも、幸せを感じるエンドルフィンが出ます。エンドルフィンには痛み止めの作用もあるので、運動した後に出るのは好都合と言えます。ここで言っておきたいのは、**運動の後にもらえるドーパミンの方が、スマホからもらえるよりずっと量が多い**ということです。「ごほうび」をもらえるようになるには、ある程度の期間、運動を続けなければいけませんが、そのおかげで筋肉や肺や心臓も強くなります。

ドーパミンは昔、ヒトが食べ物を探し、狩《か》りをしていた頃の「ごほうび」だったのでしょう。食べ物を探したり、狩りをしたり、もっと良い住処《すみか》を探して移動したりするためには体を動かさなければなりません。そのため、脳はその人が運動すると「良いことをした！」とごほうびをくれるように進化したのです。そのあとまたすぐに新しい食べ物や住処を探す必要があったからです。運動は確かに体にも良いのですが、脳にとっては別の意味で「良いこと」だったのです。

そして、運動をすればするほど脳や体への効果が大きくなります。運動を続けていくうちに、運動をしていない時にも幸せな気分でいられるようになるのです。

昨日より少し幸せな気分に

では、ただ外に出て運動しさえすれば、誰でもこびとのハッピーのようにごきげんな気分になれるのでしょうか。

そういうわけではありません。

運動を始めたからといって、朝はうきうきとベッドから飛び出し、つらいことがあっても1日中鼻歌を歌いながらごきげんに過ごせるというわけではないのです。

その人の性格は前と同じままで、悲しいことが起きればやはり泣くでしょう。

でも全体的には、昨日よりも少し幸せな気分になることが出来ます。悪くない話ですよね。

逆に、こういう気分になることはありませんか？　元々そんな性格ではないし、何かつらいことがあったわけでもないのに、ゆううつな気分になる。特に理由はないのに、何となく気持ちが暗くなる。

こうした状態が長い間続くことを「うつ」と呼びます。大人や若者に多いのですが、子供でもうつになることがあります。

うつになると、何もかも最悪で無意味だとしか思えず、毎日がどんどんつらくなります。そうすると引きこもってしまい、それまで好きだったことも、やっても意味がないように思えて、やらなくなってしまいます。楽しいことをしないでいると、幸せな気分に戻《もど》れるチャンスはますます減ってしまいます。

しかし、**うつにも運動やエクササイズが非常に良く効く**ことがはっきりと分かっています。とはいえ、うつになった時はなかなか運動したい気持ちにはならないかもしれません。

最近ずっと気分がしずんだままで、運動もしたくないと感じる人は、誰か信用出来る相手にそのことを話してみて下さい。うつに対するサポートは色々ありますが、自分でサポートを受けに行く気力はないことも多いでしょう。だからまずは誰かに相談してみるのが良いと思います。

運動で幸せな気分になるには

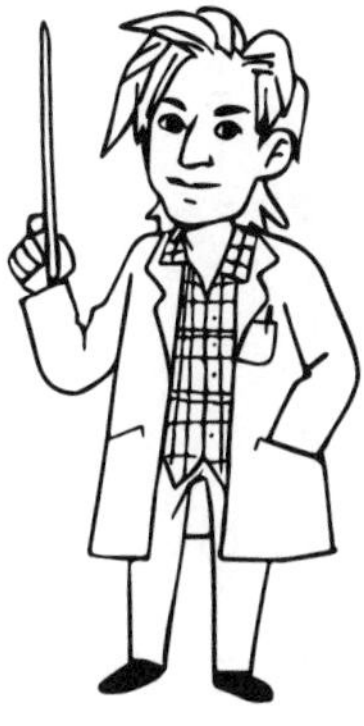

ドクターの処方箋

週に3回、最低30分の運動。その間ずっと心臓がドキドキして、なるべく何度も息が上がるように。

●やり方

ある程度の時間、脈拍《みゃくはく》を上げておくことが重要です。つまり心臓が速く打っていなければいけません。

すでにやっていることから始めてみましょう。やった方がいいと思っていることでもよいでしょう。バスや電車で学校に行く代わりに、出来るだけ歩いて行くなどです。すでに歩いている場合は、速足で歩いてみてはどうでしょう。

家から学校まで歩いて15分なら、週に2、3日は30分かかるように回り道してみるのも手です。心臓がドキドキするように、出来るだけ速く歩いて下さい。

スピードは息が上がるくらいまで上げてみましょう。そのスピードのまま次の街《がい》灯《とう》（もしくは少し先に見えている物）まで進んで下さい。そこまでたどり着いたらスピードをゆるめましょう。こうやって目的地までスピードを速めたりゆるめたりを繰《く》り返して下さい。

同じことをジョギングや自転車、水泳、スキーやローラースケートでも出来ます。通学とは関係なくても大丈夫です。大切なのは、とにかく心臓がドキドキすることと、息が上がることなのです。

●他のアイデアも

どんな運動をするかは、自分で考えてもかまいません。友達と考えてみるのも楽しいかもしれませんね。ルールはひとつだけ――30分間ずっと脈拍が上がっていること。そして時々、息が上がるくらいまでがんばってみること。

水泳をしたり、バスケやフットサルをしたり、森の中で木から木へと走ったり、自転車やキックボードで鬼ごっこしたりするのも良いかもしれません（ただし車の来ない場所で！）。ひざまである水や雪の中でラグビーをするのはどうでしょう？ **楽しいことなら何でもいい**のです。

ひとつおすすめをあげるとしたら、ノンストップサッカーです。試合の間は立ち止まるのは禁止、走っていない時でもジョギングをしていなくてはいけません。ボールがラインを割っている間もです。その場で立ったままのジョギングも禁止にして、ボールが来そうな場所にどんどん移動して下さい。これでサッカーも上手くなりそうですね。

●プロレベル

世界中どこに行っても「心臓やぶりの坂」というのがあると思います。上るうちに脈拍が上がり、心臓がドキドキしてくるような急な坂のことです。呼び名は違うかもしれませんが、あなたが住む町にもきっとあるはずです。どの坂のことかは分かりましたね？　では、今からそこに行ってみましょう。

ウォームアップとして、まずは坂のあるところまでジョギングして下さい。坂の下に着いたら大きく息を吸って、一気に駆け上がりましょう。全速力でなくてもいいですが、自分が走りたいスピードよりもう少しだけ速く走ってみて下さい。もうだめだと思ってからさらに2、3歩進んだら、歩いて坂を下りましょう。息が整うまで少し待ってから、もう一度やって下さい。それを10回繰り返したら、またジョギングで家に帰りましょう。

何度かやるうちに、少しずつ坂の上の方まで駆け上がれるようになるはずです。最後には「心臓やぶりの坂」のてっぺんまで楽にたどり着けるようになるでしょう。坂が適度なかたむきで地面がしっかりしている場所なら、車いすやスキーや自転車でも出来ます。

●その効果は？

毎回運動した後は、その直後からしばらくの間、幸せな気分でいられます。ドーパミンやエンドルフィンが出るからです。「自分は良くやった」と思えることでも、気分が良くなるでしょう。**1日中幸せな気分でいるためには、長い期間、運動を続**

けましょう。5、6週間やれば違いを感じられるはずです。

56、92、121、144、182ページにも運動のアイデアがあります。

第2章　イヤな自分とさよならする

ゴール

・イヤな気分になってばかりの時期も、今までより楽に乗りこえられるようになる。
・自分には無理だとあせることがあっても、今までより落ち着いていられるようになる。
・自分にプレッシャーをかけ過ぎないようになる。

いざという時にベストの力を出す

プロのスポーツ選手は色々なことが得意です。鉄球を遠くまで投げたり、高く跳《と》んだり、くるくる回転して転ばずに着地したり……それもスケートをはいた状態で。しかし大会でメダルを取るような選手は、それとは別のことも得意です。「いざという時に自分のベストを出す」ことが出来るのです。

どうすればそんな風になれるのでしょうか。本番前に適度な緊張と心理的なプレッシャーを自分にかけ、本番が終わればすぐにリラックスした状態に戻るのです。

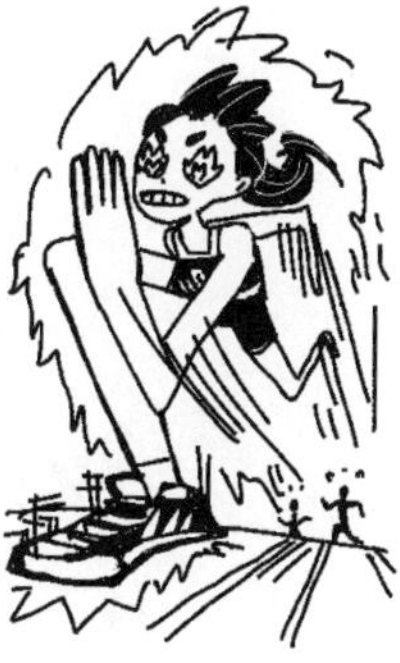

そんなことぐらい簡単に出来ると思うなら、ここはもう終わりにして次の章に進んで下さい。しかし普通の人にとっては簡単なことではありません。

まず知っておいてほしいことがいくつかあります。そもそもなぜ人はストレス（次のページの説明を読んでみて下さい）を感じるのでしょうか。ストレスを感じるなんて無駄《むだ》なことだと思いませんか？　その時、脳では何が起きているのでしょう。それに、どうすればプロ選手のようにストレスに上手く対処出来るのでしょうか。

今までより少し**ストレスの対処が得意になるように**、その方法を身につけましょう。

言葉の説明

「ストレス」とは、心や体にかかる負担によって起きる反応です。難しいことや、自分の力で出来るかどうか不安になるようなことを前にすると、やる前から「怖い」という気持ちとして表れることもあります。

ストレスは悪いものではない……？

誰かが突然背後で悲鳴を上げたら、体がすぐに反応するでしょう。悲鳴というのは危険なことが起きようとしている合図だからです。悲鳴を聞くと、脳からの指令を受けて、体が「戦うか逃げるか」の準備を整えます。心臓がドキドキと速く打ち始め、ほんの数秒のうちに血液を筋肉に送り出します。

なぜこんな反応が起きるのでしょうか。理由は簡単です。ヒトの体や脳は、恐ろしい野生動物などの危険に囲まれて暮らしていた頃に発達したからです。危険に素早く反応出来なかった人は、夕食の時間になっても戻ってきませんでした。彼ら自身が動物のえじきになってしまったからです。

今では腹を空《す》かせた恐ろしい動物にばったり会うことはまずないでしょう。しかし他の危険に出合う可能性はあります。例えば広い道路で、バスがすぐそばでクラクションを鳴らしたら、すぐに跳んでよけられるように体がストレス反応を起こすはずです。

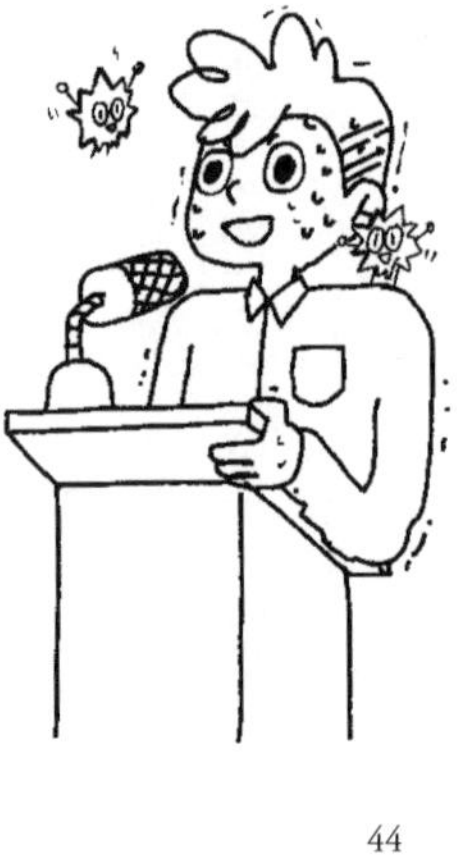

ストレスは大事な味方！

命の危機とまではいかなくても怖いことはあります。例えば、人前で話すのが怖いという人は大勢います。あなたもそういうタイプなら、気持ちが良く分かるでしょう。クラス全員の前でクマの冬眠について発表しなければいけないとなると、心臓がドキドキして、口の中が乾いてカラカラになります。

それも、**体と脳が「戦うか逃げるか」の準備をしているから**なのです。この場合は、戦うのも逃げるのもあまり良い解決策にはなりませんが。

こうしたストレス反応はつまり、「危険」だと思ったことに脳や体が備えてくれているのです。言い方を換《か》えれば、適度なストレスは大事な時に実力を出させてくれるのです。まさに、自分自身をレベルアップさせてくれる存在なのです。

脳からの警報

ただし、ストレスが強過ぎてパニックを起こしてしまっては困ります。しかし、ストレスが強くなり過ぎたり、長い時間ストレスを受け続けたりしていると、実際困ったことが起きるのです。1日中「戦うか逃げるか」という態勢でいるのは体に良くないことだからです。

ストレスが強くなり過ぎるのは、脳の中にある「扁桃体《へんとうたい》」（130ページの図参照）という小さな部分におもしろい役割があるせいです。この扁桃体は真っ先に危険に気づき、警報（非常ベル）を鳴らしてくれるのです。それを合図に、体にストレス反応が起きます。

扁桃体はいつも周りに気を配っていて、何か危険なことがありそうだと感じると、すぐに反応します。また、扁桃体は危険に出合った時に体がどう反応するかも覚えています。例えば、脈拍が上がり心臓がドキドキするといったことです。そうなると扁桃体は恐ろしいことが近づいているのだと誤解して、さらに激しく警報を鳴らします。すると心臓はなおさらドキドキして、あなたは集中していた状態から**パニック状態に陥ってしまう**のです。

そうなってしまうと、発表のために勉強したクマの冬眠のことなど、頭から吹っ飛んでしまうでしょう。完全に思考が止まってフリーズするか、関係のないことをペラペラしゃべりだすかになるのです。

海馬と前頭葉のブレーキ

ありがたいことに、扁桃体の大さわぎに**ブレーキをかけてくれる脳のシステム**があります。そのひとつが記憶をつかさどる「海馬《かいば》」です。イメージとしては扁桃体がアクセルをふんで、海馬がブレーキをかけるという感じです。強い感情によって起きた反応を海馬が和らげてくれるのです。扁桃体が「これは命が危険だ！」と叫んでも、海馬が扁桃体の暴走を止めてくれるので、脳の他の部分は「少し危ないかもしれないから、一応気をつけておこう」と思うくらいですむのです。

もうひとつ、脳には「前頭葉《ぜんとうよう》」というブレーキもあります。前頭葉は物事を分析《ぶんせき》したり、じっくり考えたりする時に使う脳の部分です。例えば、乗っている飛行機が急に大きくゆれたら、扁桃体はすぐに警報を鳴らすでしょう。そして思わず「ヤバい、落ちる！」と感じるはずです。その時に前頭葉の、特に「前頭葉皮質《ひしつ》」という部分が「大丈夫、飛行機はエアポケットに入っただけだ。こういうことは前にもあったけれど、飛行機は落ちなかった。だから今度も落ちるわけがない」と冷静に分析して、心を落ち着かせてくれるのです。

ストレスホルモンの働き

長距離走を走り終わった後でも、クマの冬眠の発表が終わった後でもいいのですが、脳の各部分がきちんと機能していれば、**ストレスはいつかおさまるものです。**

その仕組みを説明するには、また扁桃体――脳の警報器――に話を戻さなくてはいけません。扁桃体が警報を鳴らすと、体の中で「ストレスホルモン」とも呼ばれる「コルチゾール」が出ます。ホルモンというのは体に反応を起こさせるための化学物質です。

危険が過ぎ去ると、扁桃体は落ち着きます。するとコルチゾールのレベルも下がって、元通りの状態になるのです。

ストレスへの対処

「適度なストレス」は大事な時に実力を出させてくれます。それでは、どうすればストレスのレベルを「適度」に保てるでしょうか。その答もやはり、運動なのです。

1．まずコルチゾールについてです。運動をするとコルチゾールが増えます。なぜかというと、運動も実は体にとって「心臓がドキドキする」ストレスの一種だからです。心臓が速く強く打つのは、筋肉に必要な酸素とエネルギーを送り届けるためです。そうやって血液を送り出すことで、運動をするための力がわいてくるのです。運動が終わると、コルチゾールのレベルは下がります。しかもなんと運動を始める前よりも下がるのです。つまり体の中のストレスホルモンが減るということです。運動を繰り返していると、コルチゾールの量は毎回少しずつ下がっていきます。

つまりどういうことかと言うと、以前だったらストレスに感じていたこと、例えば大勢の人の前で発表する時などでも、運動を続けるうちに前ほどコルチゾールが出なくなるのです。

2．警報器である扁桃体がアクセルをふもうとすると、「海馬」がブレーキをかけてくれるという話をしました。その海馬を何よりも強くしてくれるのが運動なのです。運動すると海馬の中で新しい細胞が作られ、海馬は成長します。海馬が強くなれば、扁桃体のバランスを上手く取れるようになります。

3．では前頭葉はどうでしょうか。脳の分析センターである前頭葉についても同じことが言えます。前頭葉も運動することで強くなります。多くの血が前頭葉に送られて機能がアップするからです。運動により前頭葉は扁桃体とつながりやすくもなるので、パニックになっても素早く簡単にブレーキをかけられるようになります。

4．定期的に運動することで、体はストレスに慣れていきます。脳がストレスは良いものでもあると学べば、扁桃体も心臓がドキドキしたくらいでは警報を鳴らさなくなるからです。

毎日ベストな自分でいるために

ストレスに対する運動の効果はこんな風に応用することも出来ます。大事なこと（もしくは怖いと思うこと）の前に運動をすると、一時的にストレスを減らすことが出来るのです。ただし、その運動はしばらくの時間やらなくてはいけません。校庭で何度かジャンプするくらいではだめです。

何カ月も定期的に運動しているうちに、前よりもストレスを感じにくくなったことに気づくはずです。脳のアクセルとブレーキのバランスが良くなり、**普段《ふだん》から落ち着いた気分でいられる**のです。

これで、最初に書いたスポーツ選手がなぜ大舞台で活躍出来るかを分かってもらえたでしょうか。試合の前には適度なストレスで自分のパフォーマンスを上げ、終わったらすぐに心を落ち着けて次の試合までしっかり休む。そうやって、次もメダルを取ろうと努力する人もいるでしょう。もしくは日々、ベストな自分でいるという目標もとても良いと思います。

時間に追われるストレス

別の種類のストレスもあります。さっきまでいくらでも時間があると思っていたのに、突然、急がなければヤバいとあせることはありませんか？

これも先ほどと同じ脳の働きによるものです。扁桃体が「これはまずいぞ」と警報を鳴らし、体のストレスホルモン「コルチゾール」のレベルが上がります。それでも、ありがたいことに脳にはブレーキがあります。「時間がない！」と**あせってしまう自分を変えたいなら、**やはり扁桃体の反応を抑《おさ》え、海馬と前頭葉をきたえる必要があります。つまりこの場合も解決法は「運動すること」なのです。

脳が怖さを感じなかったら

昔、興味深い実験が行われました。少し怖いような実験でもあります。サルの脳から、手術で扁桃体を切り取ってしまったのです。危険を知らせてくれる扁桃体がなくなると、サルたちは怖がらなくなるのでしょうか。

どうすればサルの気持ちが分かるだろうかと考えて、研究者たちは生まれながらにサルが（人間もたいていは）怖いと思う物を見せることにしました。ヘビを見せたのです。

すると、まさしく研究者たちが思った通りになりました。扁桃体がなくなったサルたちは、まったくヘビを怖がらなかったのです。むしろ興味津々《しんしん》で、ぶんぶんふり回して遊び始めたほどでした。

つまり扁桃体がないと、「怖い」という気持ちが一気に減ったり、完全になくなったりするようです。

怖い思いをしなくてすむのはうらやましい気もしますが、怖さを感じないことには問題もあります。危険な物に対して怖いと思うことは重要だからです。毒を持つヘビや猛スピードで走ってくるバスのことは怖いと感じた方がいいのですから。

運動でストレスに強くなるには

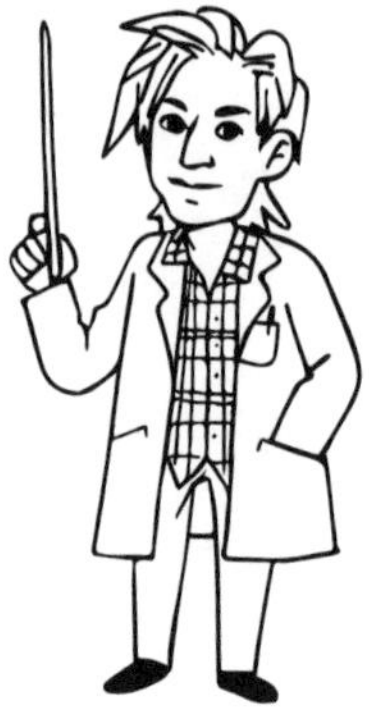

ドクターの処方箋

毎回最低30分、出来ればもっと長く、週に2、3回、運動を。
有酸素運動が効果的です。
つまり、長い時間心臓がドキドキしているような運動です。
何回かやっただけであきらめないで下さい。
脳がストレスにしっかりブレーキをかけられるようになるまでには、

ある程度の期間、続けなければいけません。

●やり方

今までやってきた運動を少し長く、もう少し速いテンポでやってみましょう。友達といっしょに、ボールやフリスビーを持ってビーチや公園に行ってみるのも良いでしょう。そうすると全員たくさん走るはずです。

ピクニックや散歩、スキー、ボート、卓球もおすすめです。自転車やローラースケートでいつもより遠くまで行ってみてはどうでしょう。自分へのごほうびに、みかんなどの簡単でおいしいおやつを持っていって下さい。何でも、自分が好きな物で良いのです。後で家に帰らなければいけませんから、それもおまけのトレーニングになります。

●他のアイデアも

水泳も非常に良い有酸素運動です。家の近くに屋内プールがあれば1年中泳げます。ただ泳ぐだけではつまらなければ、様々な泳ぎ方を試してみて下さい。自分だけの泳ぎ方を発明してみてはどうでしょう。友達と、誰が一番きつい泳ぎ方で25メートル泳げるか競争することも出来ます。

●プロレベル

トライアスロンという究極の有酸素運動があります。まず泳いで、それから自転車をこいで、最後に走るというスポーツです。実際の競技では海を4キロ近く泳ぎ、それから自転車を180キロ以上こぎ、最後に42・195キロのフルマラソンが待っていますが、もちろんそこまでやる必要はありません。

代わりにミニバージョンを試してみると楽しいかもしれません。まずはプールまで全速力で自転車をこぎ、自転車置き場から更衣室《こういしつ》までは全力で走って下さい。帰りも同じです。ただし、周りに人がいないかどうかには充分注意して下さい。建物の中で走ってはいけません。

●その効果は？

毎回、運動した直後からしばらくの間、ストレスを感じにくくなります。続ければ効果は大きくなるので、すぐにあきらめないで下さい。ストレスに対する脳のブレーキが最も強くなるには何カ月かかかります。

難しいこと、今まであまりやったことがないことをする前には不安になるものです。ストレスはたいてい不安という気持ちを引き起こすのですが、運動をすることで不安も減ります。クマの冬眠のことをクラスで発表する時にも、パニックになって訳《わけ》の分からないことを言ってしまうことがなくなると思います。

普段《ふだん》から、「あれもこれも急いでやらなければいけない」というストレスも減り、落ち着いていられるようになります。

33、92、121、144、182ページにも運動のアイデアがあります。

第3章　サバンナ脳を取り戻す

4万年前のアフリカ

ちょっとこんな空想をしてみましょう。ある年のクリスマスに、あなたは親戚《しんせき》のおじさん、イゴール・タイメックス教授から不思議なプレゼントをもらいます。あなたがプレゼントを開けようとすると、おじさんは自慢げにこう言うのです。「これはタイムマシンだよ、過去に行けるんだ」

じゃあ、恐竜の時代にでも行ってみようかな。それともナポレオンか、16世紀のスウェーデンの有名な王様グスタフ・ヴァーサにでも会いに行こうか……。ところ

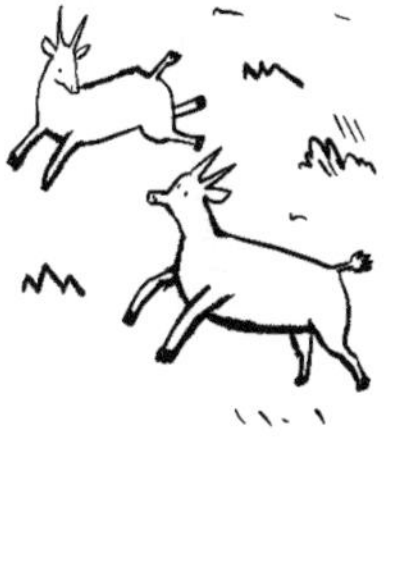

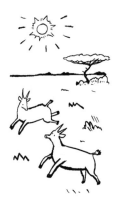

が、教授は悲しそうに首をふります。

「すまないね。どこかがおかしいようで、過去と言っても4万年前にしか行けないんだ。それも行き先は東アフリカだけだ」

「まあそれでもいいか」と、あなたはつぶやくでしょう。それでも多分、すごいことなのですから。

タイムマシンの小さな運転席に体を押しこみ、スタートボタンを押します。タイムマシンがガタガタとゆれ始めました。洗濯《せんたく》乾燥機に石をいっぱいにつめたような音がします。小窓の外に見えていた景色が牛乳みたいな色の霧《きり》に溶《と》けていき、消えてしまいました。ゆれに気持ちが悪くなって、あなたは目をつむります。

また目を開くと、タイムマシンは止まっています。外を見ると、クリスマスツリーや親戚のおじさんはいなくなっていて、辺りはほこりっぽく、赤茶色の土にとげのある植物が生《は》えています。タイムマシンの金属の壁《かべ》からも外の暑さが伝わってきます。

本当にアフリカのサバンナに来てしまったようです。

まるでネイチャー番組

あなたは今まで知っていたのとはまったく違った環境《かんきょう》で、1カ月暮らすことになりました。危険で苦労の多い世界です。少しでも行動を間違えると、恐ろしいことになります。あなたは運良く、狩りをしながら移動して暮らしているヒトのグループに出会い、いっしょにいさせてもらえることになりました。1人ではとても生きのびられなかったでしょう。

まるでテレビのネイチャー番組のような生活でした。足りないのは、おだやかな声のナレーションくらいでしょうか。カバに追いかけられたり、ライオンに襲《おそ》われかけたりもしました。うっかり乾いた小枝をふんづけたせいで、レイヨウに気づかれ、その日の狩りが台無しになったこともあります。

ですが次第に、あなたはその生活に慣れていきます。新しい友達は驚くほどあなたの普段の友達と似ていました。あなたがおならをすると笑うし、失敗すると不きげんになります。長くそこで暮らすうちに、長距離を走って獲物《えもの》をつかまえるのにも慣れていきます。

こっそり動物に近づく時にも足が言うことを聞くようになり、槍《やり》やこん棒の使い方も覚えました。自然や天気のちょっとした変化にも気づくようになり、近くにいる獲物の音や危険にも敏感《びんかん》になります。もう少したてば、自分の鼻だけを頼りに水のある場所を見つけられそうです。

またタイムマシンに乗りこんで帰る時には、ここでの生活が恋《こい》しくなるだろうと思うほどです。自分がいるべき場所はここなのでは？　自分の体と脳は、本当はこの時代の生活のためにあるような気がする――。

そして、それはまさにその通りなのです。

4万年前のヒトの脳、いわば「サバンナ脳」のことをさらに話す前に、まずは進化について考えてみましょう。自然のメカニズムによって、生き物は今のようになりました。19世紀の中頃に初めてチャールズ・ダーウィンというイギリスの自然科学者が**「進化論」**を主張するまで、ヨーロッパではほとんどの人が動物は神によって作られ、最初からその形だったと信じていました。しかしダーウィンは、動物は長い時間をかけて変わってきた可能性があることを証明したのです。私たち人間も同じです。人間も動物の一種ですから。

例えば、キリンは驚くほど首が長いですが、なぜそんな形の動物がいるのでしょう。

神がキリンをそういう形にデザインしたかったからでしょうか。それとも、最初はキリンに似た首の長くない動物がいて、木《こ》の葉を食べるために高い所に首を伸ばしていたのが、長い時間をかけて首がどんどん伸びていき、今のようなキリンが完成したのでしょうか。

ダーウィンが考えた理由の方がずっと合理的で、正しかったことが後になって分かりました。ダーウィンは同じ種類の動物でも個体ごとに少しずつ違っていることにも気づいていました。私たち人間にそれぞれ個性があるのと同じです。

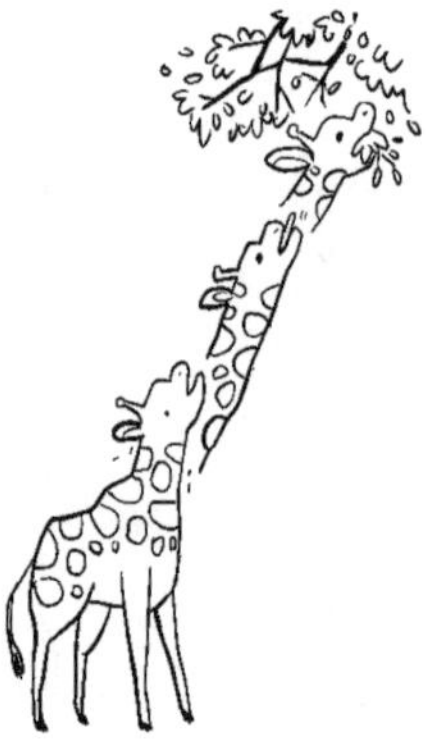

後にキリンになった動物の中には少し首が長い個体がいて、仲間よりも少し高い所の葉を食べることが出来ました。食べ物が足りない時には、その個体が生き残れたのです。生き残れば子を産めるし、子は親に似るものです。こうして、少し首の

長い子孫だけが生き残っていきました。結果として首はどんどん伸び、その生活に最も適した長さで止まったのです。

これが「進化」と呼ばれるメカニズムです。どんな種類の動物も時間とともに進化していきます。説明した通り、今暮らしている環境に一番合った個性を持つ個体が多くの子孫を残せるからです。では本題に戻りましょう。

現代人もサバンナ脳

現代人でもサバンナでの生活が意外に良いと感じるのは、ヒトの体と脳がまさにその生活のために進化したからです。人間の長い歴史の大部分、私たちはサバンナのような場所で食べ物を集めたり、動物を狩ったりして生きてきました。その生活に合った個性を持っていた人が生き残り、その個性が世代ごとに強められていったのです。

なぜ私たちの脳が今のような仕組みになったのかは、このサバンナ脳を考えてみれば分かります。

脳がごほうびをくれるシステムについては、すでに書きました。生きのびられるようなことをすると、ドーパミンというごほうびが出るシステムです。つまり、「生きのびるために良いこと」をすると気分が良くなるのです。サバンナで生きのびるためには、獲物を追いかけなければいけません。暮らしやすい場所を常に探すことも大切です。つまり、ずっと体を動かしていなければいけません。

同時に私たちの脳には警報器もついています。危険に気を配り、必要な時には命がけで「戦うか逃げるか」の準備をしてくれる警報器です。その警報器が暴走しないようにブレーキをかけてくれるシステムもあります。ストレスが必要以上に強くなったり、長く続いたりしないようにするためです。このブレーキのシステムも運動をすることで強くなります。やはり私たちの脳のシステムはサバンナにぴったりなのです。サバンナでは常に体を動かしていないと生きていけないのですから。

つまり、**私たちの脳は（それにもちろん体も）、今の生活とはまったく違った生活に合うように出来ているのです。**

脳とカロリー

良いことをしたらごほうびに気分が良くなるのなら、ポテトチップスを食べながらソファに座っている時に一番気分が良いのはなぜでしょうか。答のヒントは「ソファ」でも「ポテトチップス」でもありません。どちらも脳の機能が進化した時代にはなかった物ですから。

サバンナで暮らしていた頃は、カロリー（体の燃料）を手に入れることが何よりも重要でした。体が正常に機能するためにはエネルギーが必要ですから、**多量のカロリーを含む物を食べると、脳からごほうびをもらえるのです。**そのため私たちはカロリーの多い食べ物をおいしいと感じるように出来ています。つまりカロリーの多い食べ物を食べたときにごほうびをたくさんもらえているのです。しかも食べれば食べるほどごほうびをもらえる、人間にはそんなシステムがあるのです。

サバンナに暮らしていた私たちの先祖が幸運にも、よく熟《う》れておいしいフルーツの木を見つけたとしましょう。それほどたくさんのフルーツを見つけられるのはめずらしいことです。

しかし、1個だけ食べて後はまたお腹《なか》が空いた時に取っておこうと思うのは賢い作戦ではありません。他の動物や人間に全部食べられてしまうでしょうから。だから私たちは全部一気に食べてしまいたいという気持ちがわくのです。実際、サバンナで生きるためにはそれが一番賢い方法でした。

いったんポテトチップスの袋を開けたら全部食べてしまうまでやめられないのは、そのせいなのです。

脳とカロリー　2

ではなぜソファでのんびりしていても気分が良くなるのでしょう。それもカロリーと関係があります。ただし今度は脳がカロリーを「節約」したいのが理由です。人間の歴史のほとんどの間、カロリーは足りていませんでした。そのため、おいしくて脂《あぶら》っこい食べ物を多く食べてはエネルギーを貯《た》めてきました。そうやって貯めた貴重なエネルギーを使ってしまわないようにするには、のんびりしていた方が良いのです。これで、あなたの脳や体がおかしいのではないことが分かったと思います。

昔みたいに暮らしてみる？

エネルギーの節約のために、私たちの脳は必要な分だけちょうど良く機能するようになっています。あくまで必要な分だけで、それ以上は機能しないのです。

過去に脳が最も良い働きをすることを求められたのは、生きのびるのが大変だった時代、つまりサバンナで体を動かしていた頃です。何よりも集中することが重要で、新しい情報も覚えておかなくてはいけませんでした。

そのため、人間は体を動かした時に最も集中力と記憶力がアップするようになったのだと思われます。ならばその性質を利用して、運動することで自分の脳をうまくコントロールしてみませんか？　大昔の進化を今の時代に上手《じょうず》に利用するのです。

運動は体を強く元気にするだけでなく、脳の様々なシステムが最も良く機能するように助けてくれます。

そのおかげで、色々なことが少しずつ上手になるのです。

進化に必要な時間

人間や動物が進化するには長い時間がかかります。大きな変化が起きるには何万年、いやもっとかかることさえあります。たとえば石器時代の人を現代に連れてきて、お風呂《ふろ》に入れて毛をそって普通の服を着せたら、誰も気づかないでしょう。

今から約1万年前に多くの人が狩猟採集（移動しながら動物を狩り、植物や木の実を集めること）の暮らしをやめ、農耕（定住して畑で作物を作ること）を始めました。1万年というと非常に長い時間なので、それ以来、人間はどんどん進化して新しい生活に適応するようになったと思うかもしれません。しかしヒトがそのどのくらい前から存在していたかを考えると、**1万年などたいした年月ではないのです。**

次に大きな変化が起きたのは18世紀後半の「産業革命」でした。その時に多くの人が農耕をやめて工場で働き始めました。その次に「デジタル化」が起きました。それはつい最近のことです。インターネットが発明され、私たちの生活はまた変わりました。

こうして生活が大きく変化する度に、人間は体を動かさなくなっていきました。体を動かす必要がなくなったからです。

人類の歴史を24時間に置きかえると

私たち現生人類の祖先が登場してから今日までを1日とすると、次のようになります。

23時40分00秒（1日が終わる20分前）農耕の始まり。それまでは狩猟採集民だった。

23時59分40秒（1日が終わる20秒前）産業革命。多くの人が工場で働くようになった。

23時59分59秒（1日が終わる1秒前）デジタル化。インターネット、パソコン、スマホが登場し、人間の生活を大きく変えた。

このように見ていくと、私たちの脳が現代のデジタル社会に追いついていないのが良く分かります。そのことが、子供から大人まで多くの人が心身に問題を抱える原因になっているのです（詳《くわ》しくは『スマホ脳』を読んでみて下さい）。さて、次の章では集中力について考えてみましょう。

第4章　集中力を上げる

ゴール

・集中するのが上手くなる。
・前より長く集中していられるようになる。
・何かある度に集中がとぎれることが減る。

熱中からパワーが生まれる

我を忘れるほど何かに夢中になったことはありますか？　ないならちょっと残念だと思います。夢中になるのはとてもすてきな気分だからです。

時間や場所を忘れてしまうほど何かに夢中になることを熱中とか無我《むが》の境地、忘《ぼう》我《が》状態などと表現しますが、心理学ではこうした精神の状態は「フロー」と呼ばれます。**集中力が最高に高まり、今自分がやっていること以外何も考えない状態です。**スポーツ選手であれば「ゾーンに入る」などと表現することもあります。

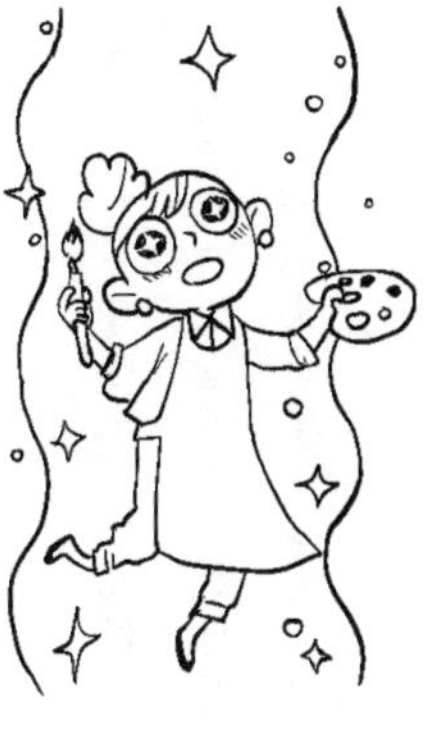

絵を描《か》くのが好きな人が、絵の具と筆を取り出したとしましょう。すぐに描きたいイメージが浮かびました。今まで見たことも描いたこともないようなものです。まずは絵の具を混ぜ、そのイメージにぴったりの色を作ろうとするでしょう。筆で描いてみてから、スポンジに持ち替《か》え、紙の上でポンポンとたたいて絵の具をにじませるかもしれません。

気がつくと部屋の中は暗くなっていて、あなたは驚くでしょう。何時間も熱中するあまり、いつの間にか夜になっていたのです。

これがフローを体験するということです。

つまり、難しい、しんどいなどとは思わずに夢中で続けてしまうこと。**がんばろうと思わなくても集中出来る**のです。たいていは自分が好きなことをやっている時ですが、ちょっとしたフローなら実はいつでも体験することが出来ます。このすばらしい気分を、感じたい時に感じられると便利です。

「今日はたくさん宿題があるからフローを感じよう。そうすればあっという間に終わらせられる」というように。

そこまで上手く行くかどうかは分かりませんが、その土台となる集中力を高めることは出来ます。そうしておけばフローを感じやすくなるのです。そのやり方を説明していきましょう。

集中力は人それぞれ

集中するためには必ずフローを感じなければいけない、というわけではありません。まずは、そもそも集中力というのは何なのかを考えてみましょう。

集中とは、言い換えると、**そのことだけを考えている状態**です。しかし、集中するのは決して簡単なことではありません。あなたの周りでは常に色々なことが起きています。急に音がして、気をそらされることもあります。寒くて集中出来ない場合もあるかもしれません。汗をかくくらい暑いこともあるでしょう。お腹が空くかもしれませんし、トイレに行きたくなるかもしれません。そんな時にスマホからお気に入りのアプリの通知音まで聞こえてきたら……?

大事なことをしようとすればするほど、スマホを見ておかなければ取り返しのつかないことになるような気がします。そんなことでは、いつ大事なことをやり終えられるのでしょうか。

人はそれぞれ、どのくらい集中出来るかも違いますし、じゃまをしてくる音などを無視するのが得意かどうかも違います。誰かがペンを落とす度に集中がとぎれてしまう人もいれば、音を通さない大きなシャボン玉に閉じこもったように集中出来る人もいます。たいていの人はその中間のどこかです。

また、日によっても集中力は変わります。元気な日、お腹が空いている時、悲しい気持ちの日、恋をしている時……その日の状態によっても変わるのです。

それでも、**誰でも前より集中出来るようになる方法があります。**もちろん、あなたも例外ではありません。

「意識」が人を作る

人を作っているもの、それは「意識」です。意識というのはその人の頭に浮かぶ考えや感じていることです。今のあなたとまったく同じように感じている人はこの世に１人もいません。そんなあなたの考えや感情への気づきが、あなたの意識なのです。

そうは言いながらも、意識とは何であるのかは今でも大きな謎《なぞ》のままです。研究者たちにとっても謎なのです。ただ、意識が脳の中の決まった場所に存在するわけではないことは分かっています。むしろ脳の様々な部分が協力し合って、その人が世界をどう感じるのかを決めているようです。

そんなあなたの意識の注意を引こうと、色々なことが競い合っています。本を読んでいるのにキッチンから料理の音が聞こえてきたり、窓の外を何かが飛んで行ったり、ズボンがきつくて痛いと太ももが伝えてきたりもします。脳はそのすべての情報から、どれに集中するかを選ばなければいけません。その時、意識にぱっと浮かんだものが脳が選んだものです。どれを無視するのかも脳が決めています。

第1章で触れたドーパミンは、私たちが（たいていは）良いことをするごほうびに気分を良くしてくれる物質でした。そのドーパミンがここでも関係してきます。

ドーパミンのレベルが正しく設定されていれば、背後で聞こえてくるうるさい音を取りのぞいて、あなたの注意を正しいものに向けてくれます。では、そのために脳を助けるにはどうすればいいのでしょうか。ここでも、またもや運動が重要な役割を担ってきます。**体を動かすと集中力も上がる**からです。

散歩だけでも脳に効く

集中力を上げるために必死で走る必要はありません。

もちろん、がんばればがんばるほど効果は上がりますが、研究によると、**長めの散歩をするだけで集中力が上がる**ことが分かっています。その理由は（長期間続ければですが）散歩が脳の各部分のつながりを良くするからかもしれません。必要な時、つまり何かに集中したい時などに、脳の各部分がスムーズに連動するようになるのです。自転車のギアチェンジをしたような感じです。

研究と言えば、アメリカで3000人以上の子供や若者がどのくらい運動しているかを25年にわたって調べたものがあります。その間に様々なテ

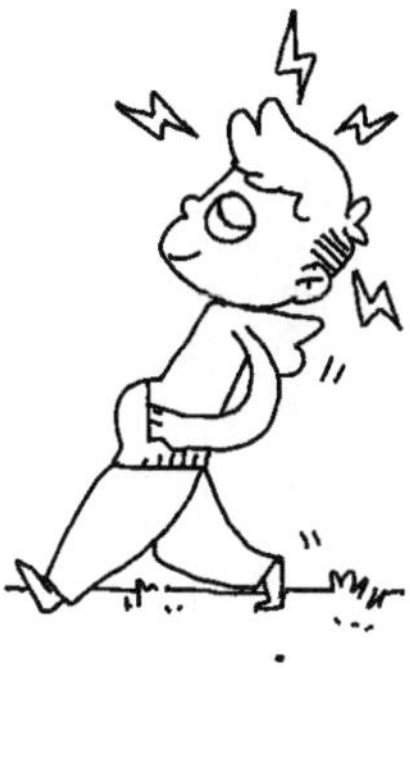

ストも行いました。

その結果、集中力が必要なテストで最も成績が良かったのは、運動をしている子供や若者でした。最も悪かったのは座っている時間が長い子、さらにテレビを1日3時間以上見ている子たちでした。これはスマホが登場する前の研究ですが、ユーチューブを見続けるのにも同じ影響があるようです。

怖がらせるわけではないのですが、そういう子たちは、集中力も記憶力もあきらかに悪かったのです。おまけに考えるのも遅《おそ》かったそうです。

脳のシステム設定を利用する

ここでもやはり、私たちの昔ながらの脳、サバンナ脳が関係してきます。

レイヨウを追いかけて暮らしていた時代は、集中すると食べ物が手に入りました。しかも立場が逆になることも覚悟しておかなくてはいけません。長い草がゆれていたら、ライオンが人間を狩ろうとしているのかもしれないのです。

そのため、**脳のシステムは、その時々で最も重要な情報を選び取るように出来ています。**

運動すると、脳は「自分は今とても重要な狩りに出ているところだ」と思うのでしょう。その結果、システムを完璧《かんぺき》に設定してくれるのです。その設定を使って、すてきな絵を描いたり、難しい数学の問題を解いたりすればよいのです。以前より少し頭がさえて、普段から集中出来るようにもなるのです。

マシュマロの心理学

歴史上一番有名な心理学の実験に、4歳の子供たちを使ったものがあります。

1970年代にウォルター・ミシェルという心理学の教授が行った実験で、教授は子供たちの目の前にマシュマロを1個置きました。

それからこう言って部屋を出たのです。「おじさんが戻ってくるまでマシュマロを食べるのをがまん出来たら、もう1個あげるからね」

教授がドアを閉めて出ていったとたんにマシュマロを食べてしまった子もいましたが、平均して3分ほど待つことが出来ました。しかしほとんどの子がそれ以上はがまん出来ませんでした。ただし、何人かは15分も待つことが出来て、ごほうびにもう1個マシュマロをもらえたのです。

どうしてがまん出来たのでしょうか。それは、目の前にあるマシュマロのことではなくて、もうすぐもらえるはずの2個目のマシュマロにずっと集中していたからでしょう。

あなたならどのくらい待てたと思いますか？

この実験には続きがあります。16年後と18年後、さらに39年後にも追跡調査が行われたのです。4歳の時にマシュマロをがまん出来た子はがまん出来なかった子に比べて親からの評価が高く、大学入試の点数が高く、大人になった時の収入も高かったそうです。この「ごほうびをがまんして先のばしに出来る能力」は前頭葉の発達に関係していると言われています。

運動で集中力を上げるには

ドクターの処方箋

最低20分、出来ればそれより長く、脈拍が上がる（心臓がドキドキする）運動を。
集中力は運動後の数時間しか続かないので、朝や午前中に運動するのが良いでしょう。

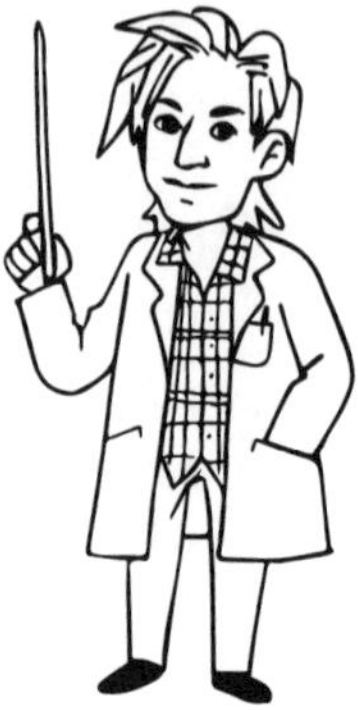

●やり方

朝、学校へ行く時、少し早く家を出て遠回りしてみましょう。普段より速く歩いて下さい。自転車やローラースケート、もちろん自分の足で走っても良いですね。そうやって脈拍をしっかり上げましょう。

●他のアイデアも

犬を飼っているならちょうどいいかもしれません。犬はスピードの速い散歩（もしくはジョギング）が好きですから。あなたは体を動かせるし、犬は散歩に行ける、家族にも喜ばれるはずです。おこづかいも上がるかもしれません。

犬を飼っていないなら、近所の人から犬を貸してもらうという手もあります。

毎日1時間目が体育の授業なら、どれだけ勉強がはかどったでしょう！

●プロレベル

ふだん、運動だとは思わずにやっている運動もあります。例えばそうじです。そうじ機をかけて回るのは意外に運動になるので、それを利用してみませんか。

重要なことがある日、集中しなくてはいけない日があります。数学のテストや将棋《しょうぎ》の対戦、おこづかいの値上げ交渉《こうしょう》など、色々と考えられます。おこづかいの交渉なら、そうじをすればなおさら良い結果が期待出来ます。重要な予定の数時間前に、集中力を上げるための運動を計画しておきましょう。

まずは、そうじ機と水の入ったバケツと洗剤を用意して下さい。

それから可能なかぎりのスピードで、家中の床《ゆか》をそうじします。まずは家をひと周りして、床にある物をすべて片づけておきましょう。それからそうじ機で1周、そのあとに雑巾《ぞうきん》かモップでもう1周。時間を計って、毎回記録更新を目指して下さい。

最後にお風呂場をそうじすれば、そのままシャワーを浴びられます。運動になるだけではなく、家がきれいになるとストレスも減るでしょう。

●その効果は？

運動をする度に、すぐに集中力が上がるようになります。運動後1時間から数時間、集中力が続きます。長い期間運動を続けるうちに、考えるのが速くなり集中出来る時間が長くなっていくのを感じるはずです。今までのように、脳がすぐに他のことを考えてしまうことがなくなります。

33、56、121、144、182ページにも運動のアイデアがあります。

第5章　落ち着きがないのには意味がある

誰もがある程度ＡＤＨＤ

集中出来ないなと思うことは誰にでもあります。映画を観《み》ようとしているのに、スマホをいじったり犬と遊んでしまったりすることはありませんか？　もしくは、良く考えずにとっさに行動してしまうことはないでしょうか。じっと座っていられずに外に出て走り回りたくなったりもします。体がむずむずすると表現される通りです。

ちっともおかしなことではありません。誰にでもそういう経験があると思います。

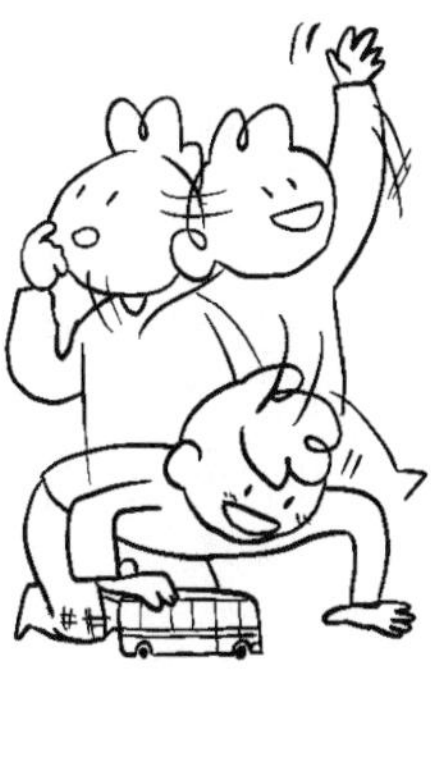

私たちはみな、集中しづらい時があります。少し衝動的《しょうどうてき》（よく考えずにとっさに何かをやってしまう）になったり、多動（じっと座っていられない）だったりすることがあるのです。ただ、人によっては普段からそれが当たり前で、生活に支障をきたすことがあります。その場合はＡＤＨＤ（注意欠如・多動性障害）かもしれません。実は決して他人《ひと》事《ごと》ではないこのＡＤＨＤについて、くわしく見ていきましょう。

ＡＤＨＤの人には集中力不足、衝動的、多動という問題が起きます。時々とか、少しというレベルではなく、普段から家や学校で問題が起きる場合、ＡＤＨＤだと診断されます。

そうは言っても、みな覚えがあることです。きっとこれを読んでいる全員がそうでしょう。ならば、全員ＡＤＨＤなのでしょうか。

そういうわけではありません。私たちには誰しも今言ったような傾向があり、そういった行動を取ることもあるのですが、その傾向が強い人と弱い人がいるのです。最も傾向の強い人がADHDで、傾向が弱い人は普段そのことを意識もしません。たいていの人はその中間のどこかになります。

集中するのが下手《へた》なだけなのかADHDなのかには、はっきりした線引きがありません。境目のあたりにいる人は「少しADHD」とか「軽いADHD」ということになります。

ADHDの強みと弱み

何にでも良い面と悪い面があり、ADHDもしかりです。スポーツ選手や会社の社長などにはADHDの人、ADHDの傾向が強い人たちが大勢います。大発明をした人や、歴史に残る発見をした人、世界が良くなるように変えた人たちの中にもいます。つまり弱みもあれば、強みもあるのです。

私たちの多くは注意深い性格です。本当はやりたくても「上手くいかないかもしれないからやめておこう」としりごみしてしまい、自分でも意気地《いくじ》なしだと思うこともあるでしょう。しかし、ADHDの人はあまりそのようには考えないのです。代わりにこう思うようです。「え？　空を飛べる車ってないの？　じゃあ自分で作っちゃおうかな」。そんな物を作る勇気があれば、後々《のちのち》大きな成功につながるかもしれません。

ADHDの人は、世の中の動きが遅いと感じているのでしょう。のんびりタイミングを待ってなんかいられない。ADHDの人によくあるそんな傾向が、成功につながることもあるのです。

ただし言った通り、問題になることもあります。

ADHDが進化の中で残った理由

人間の行動のほとんどは、昔はそうすることで上手くいったからこそ進化を経ても残ってきました。じっとしていられない、うずうずする、少し大胆な気分になる、そういった行動が悪い結果につながるなら、今の人間からは消えていたでしょう。なぜなら、悪い結果につながるなら生きのびられなかった可能性が高いからです。生きのびなければ、遺伝子が次の世代には伝わりません。

昔、私たちは狩りをしながら移動して暮らしていました。グループの中の誰かが昔からある道具や武器では満足出来ず、新しい物を作って試してみた方がうまくいったのです。山の向こうにもっと良い場所や食べ物があるのではと考え、そこに行ってみる勇気があった人もいたでしょう。狩りの時に動く物や音に神経をとがらせて、ちょっとしたことにすぐに反応出来る人もいたはずです。

その時代は生きのびるために様々なタイプの人が必要でしたし、今でもそうです。みんな同じではない方が人類全体にとって良いことなのです。

ADHDとドーパミン

ここでもまたドーパミンの話になります。そして、ここで初めて出てくる「側坐《そくざ》核《かく》」も関係してきます。

脳の中にある側坐核という細胞の集まりはグリーンピースよりも小さなサイズで、好きだという感情、例えば「ケーキが好き」「ゲームは楽しい」といった気持ちがすべて集まった、中心とか中核のような部分です。側坐核は脳の他の様々な部分に連絡をして、ドーパミンという形で情報を受け取ります。好きなことをしたら（例えばケーキを食べると）ドーパミンが側坐核に送られます。側坐核はそれを受け取って、ごほうびを出してくれます。すでに触れた通り、気分を良くしてくれるのです。

適度な量のドーパミンを受け取るためには、側坐核が正しく設定されていないといけません。受け取る量が多過ぎても少な過ぎても、気分の良さはやってこないのです。ADHDの人はそこで問題が起きるようです。

ADHDの人の側坐核は少し違った働き方をすることがあります。ドーパミンを受け取るのが苦手で、充分に受け取れないのです。つまり、他の人と同じようなドーパミンの効果が得られないということになります。

そうすると、気分の良さを感じるために、普通よりもっと多くの刺激や強い印象、おいしいケーキが必要になります。また、ドーパミンにはいらいらする雑音のようなじゃまな刺激にフィルターをかけて取りのぞいてくれるという働きもあるので、ドーパミンを受け取るのが苦手なADHDの人は集中しづらいのです。

これでなぜ集中力不足・衝動的・多動の問題が起きるかが分かったと思います。

良いニュース

第4章で書いたように、集中力は運動によって高めることが出来ます。うれしいことに、**その効果はADHDの人に特に大きい**という研究結果が出ています。なんと、ADHDの人とそうでない人の集中力の差がなくなることもあるほどだそうです。それもたったの5分、激しい運動をしただけでです。

もちろん、ADHDではない人も運動で集中力を上げることが出来ます。みなに効果があるわけですが、ADHDの人には特に効果的なのです。

ADHDの人の日常を楽にする方法はいくつもあります。学校や家の環境を改善する、1日の流れを見直すなどです。今は良く効く薬もあります。運動も回数を多く、たくさんして下さい。

何事もそうですが、ひとつだけやってもいいのですが、いくつもやるともっと良い効果が得られます。環境を良くする、薬を飲む、運動をするという3つのうち、どれかひとつだけではなく、すべてやることでますます効果が上がります。

第6章　発想力豊かになる

ゴール

・もっと発想力が豊かになる。長期的にも。
・新しい考え方が出来るようになる。
・新しいアイデアが浮かんでくる。そのアイデアをどう使えばいいかというアイデアも浮かぶようになる。

代替法テスト

発想力を測るテストをしてみましょう。紙とペンを用意して、5分間でコンクリートブロックの使い方を思いつくだけ書いてみて下さい。ありえないような使い方、例えばトースター代わりに使う、などというアイデアはだめです。それでは、始めてください。

いくつ思いつきましたか？　5〜10個程度でしょうか。家を作る、へいを作るなどはきっと思いついたでしょう。後はドアストッパーにするとか、机の上で紙が飛

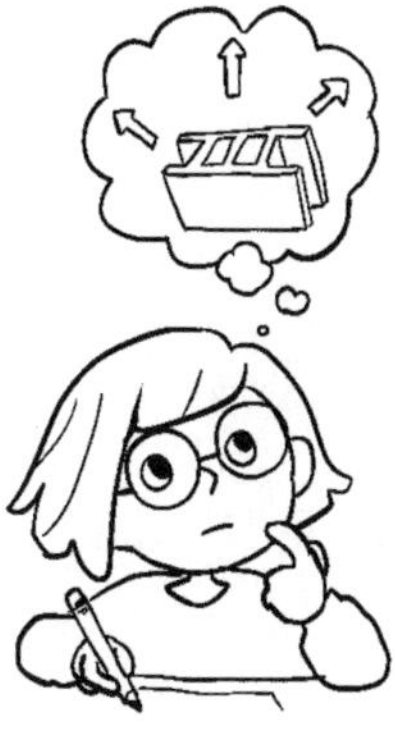

ばないように重しにするといったアイデアもあるでしょう。意外な答でもまともであれば、追加点をあげて下さい。ブロックの穴に花をさして花びんにする、ブロックを加湿器《かしつき》代わりにするといったアイデアなどです。コンクリートブロックはたくさん水を吸い、ゆっくりと蒸発させるからです。

こういった問題は「代替法《だいたいほう》テスト」と呼ばれています。発想力や新しい物を作る能力を測るテストですが、ここで言う発想力は「発散的思考」と呼ばれています。発散的思考というのは、たくさんアイデアを思いつくことです。

友達とも試してみて下さい。ただし、不公平にならないように次はコンクリートブロック以外の問題を出しましょう。

発散的思考と収束的思考

それとはまた別の種類の発想力に「収束的思考」と呼ばれるものがあります。これはいくつもアイデアを思いつくのではなく、正しい答をひとつだけ見つけるための発想力です。

収束的思考のテストでは例えば3枚の絵を見せられ、そこに共通点をひとつ探します。共通点というのは、その3つを結びつける点です。「アイスクリーム、ビーチボール、太陽の共通点は？」と聞かれれば、その答は「夏」もしくは「海」になります。正しい答がいくつもある可能性がありますが、ひとつだけ答えればいいのです。

ここで大切なのは、スピードと論理的かどうか（つじつまの合う結論をみちびき出せるかどうか）です。そのためには脳をしっかりコントロール出来ていなければいけません。「発散的思考」と「収束的思考」はどちらも発想力にとって大切なのです。

発想力とは何か

発想力の研究をしている人たちは、「発想力豊かなアイデア」というのは新しいだけではなく、役にも立たないといけないと主張しています。つまり他の人のアイデアを盗んだり、使い道のない物や目的のないことを思いついたりしてはいけないのです。そう言われると、役には立つけれどあまりおもしろみのないアイデアしか思いついてはいけないように聞こえるかもしれませんが、そういうわけではありません。発想力は様々な形で利用することが出来ます。

研究者や発明家は当然ながら、実際に使える物を発明します。しかし芸術家にはまったく違った目的があります。絵や音楽のような「芸術」は、見る人に感情をわかせるために作られるのです。

それ以外の人たちは、どのように発想力を使えるでしょうか。普段の生活では、すでにある物を別の使い方をしたり、今までになかった連想をしたりすることでしょう。例えばこんな具合です。「困ったな。たくさんお花をもらったのに花びんがない。だけどそういえば物置でコンクリートブロックを見かけたような……」。発想力があれば花びんにも困らずにすむのです。

発想力豊かな人は賢いのか

賢い人というのはどういう人でしょうか。少し考えてみても、「賢さ」とは何なのかを説明するのは難しいと感じます。

豊富な知識を持ち、どこかで読んだり聞いたりしたことを全部覚えている人のことでしょうか。それとも物事がどうなっているかを自分で分析したり、難しい問題を解決出来たりする人のことでしょうか。もしくは、人の気持ちや状況を理解するのが得意で、いつも思い通りに物事を進められる人でしょうか。

3人とも賢い、と多くの人が思うでしょう。しかし賢さの種類が違います。それにこの3種類以外にも色々な賢さがあります。

発想力がある人はどうでしょうか。そう、**発想力も賢さの一種**です。発想力は先に進むための道具なのですから。発想力豊かに考えられる人というのは、必要な時に新しい方法で自分の賢さを使える能力があるということです。

発想力の豊かな人が必ずしも賢いとは言えませんし、逆に賢いからといって必ず発想力があるとも限りません。ですが、発想力と賢さを組み合わせれば最強のはずです。

視床とドーパミン

第4章でも書いたように、脳は一瞬一瞬、自分の周りの情報を大量に集めています。しかしその情報のうち意識まで届くのはほんのわずかです。それ以外の情報のことは気づいてもいないのです。それは、脳が要らないと思った情報は捨ててしまうからです。でなければ情報が多くなり過ぎて頭がくらくらすることでしょう。

どの情報を意識に届けるかを決めているのが、脳の中央付近にある「視床《ししょう》」です。自転車の車輪の中心のような存在で、その瞬間に利用したい情報を選び出し、それ以外にはフィルターをかけて捨ててしまいます。

そのフィルターを機能させるためには、ある化学物質、ここでもやはりドーパミンが必要になります。それに、視床が正しく機能するには、ちょうど適量のドーパミンが必要です。ドーパミンが多過ぎても少な過ぎても、視床はちょうど良い量の情報を伝えられないのです。

つまりこれは非常にデリケートなシステムです。発想力豊かに考えたい時は、意識にいつもより少し余分に情報を送らなくてはいけません。ただし多過ぎると、考えがごちゃごちゃになってしまいます。

それではいったいどうすれば、「発想力豊かに考える」という高度なことを脳にやってもらえるのでしょうか。その答もやはり運動です。

歩くことと発想力

映画にはよくこんな博士が登場します。賢いけれど、次々とアイデアがわいてきてせわしない。そんな博士が研究室の中を歩き回って考えていると、急に頭の上で電球がぴかりと光るのです。発想というのはまさにそんな風に生まれます。もちろん実際には電球はつきませんが。

歩きながら代替法のテスト（109ページのコンクリートブロックの問題など）をした方が多くのアイデアを思いつきます。その理由は誰にも分からないのですが、実際そうなのです。

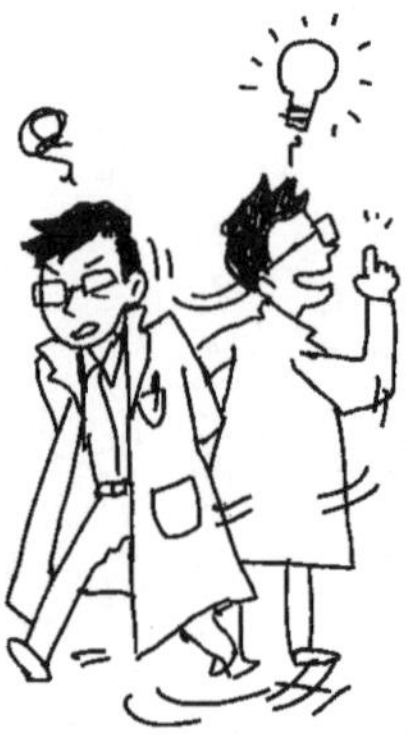

ただし、この効果はすぐに消えてしまいます。その理由も良く分かっていません。単に、運動をすると脳に多くの血が流れるからかもしれません。脳全体（発想力にとって大切な視床や前頭葉も含めて）に血が多く流れている方が脳の働きが良くなることははっきり分かっています。

脳と血液

運動をして発想力を高められるのはすばらしいことですが、その効果は長くは続きません。1時間か2時間程度でまた元に戻ってしまいます。もっと発想力がほしければ、また運動をしなければいけません。

では、がむしゃらに走ればいいのでしょうか。そうすればもっと発想力が豊かになって、効果が切れる前にたくさんのアイデアを思いつくのか……というと、そういうわけではありません。体力を消耗《しょうもう》し過ぎると、運動している間もその後も発想力は鈍《にぶ》ってしまいます。体が筋肉に血を送るせいで、脳に流れる血の量が減るのが原因なのかもしれません。元々基礎体力のある人（普段から運動に慣れている人）なら走るか、少なくとも早歩きをしなければ、脳に流れる血は増えないでしょう。

発想力を一番高めるには、まずは基礎体力をつけておくことです。それには定期的に運動をすることが必要です。何週間、何カ月とかかりますが、そうやってコンディションを良くしておいてから、がむしゃらになり過ぎないスピードで体を動かし（もしくは動かしておいてから）、いつの日か人類を救うような発明をして下さい。

これで、発散的思考は運動によって強められることが分かりました。では、収束的思考（110ページ）の方はどうでしょうか。驚くかもしれませんが、**収束的思考には運動やトレーニングは効果がないのです**。これは意外でしたね。

発想力だけで天才になれるのか

天才作曲家モーツァルトにはこんな逸話《いつわ》があります。何の努力もなしに、すばらしい曲が出来上がった状態で頭に浮かんだ、それを楽譜に起こすだけでよかったというのです。

しかし実際はそうではありませんでした。曲のアイデアはぱっと浮かんだかもしれませんが、その後に長い時間をかけて努力して、細かい部分をひとつひとつ、何度も修正しながら仕上げていきました。小さい頃から楽器の練習を重ね、クラシックの音楽理論も勉強し、他の作曲家と同じ方法、つまり一生懸命努力するという方法で歴史に残る名曲を完成させたのです。

ではなぜ、モーツァルトは努力もせずに成功を手に入れたと思われているのでしょうか。それは、モーツァルトが作曲のことを語った手紙が残っていて、そこに「メロディーが勝手に降ってくる」と書かれていたからです。しかし問題は、その手紙が偽物《にせもの》だったことです。

その偽物の手紙を信じた人が多かったために「天才作曲家モーツァルトの逸話」が有名になってしまいましたが、そもそも私たちはとんでもない天才とはそういうものだと思いたいのかもしれません。もちろんモーツァルトにはすばらしい才能がありましたし、生まれつきの発想力もありました。努力したからといって誰でもモーツァルトになれるわけではありません。しかし**発想力を高めることは誰でも出来ます。**発想力にとって大切なのは懸命に努力を重ね、色々なことを学び、他の人とは違った新しい考え方が出来るように脳を訓練することなのです。

運動で発想力豊かになるには（そして少し賢くなるには）

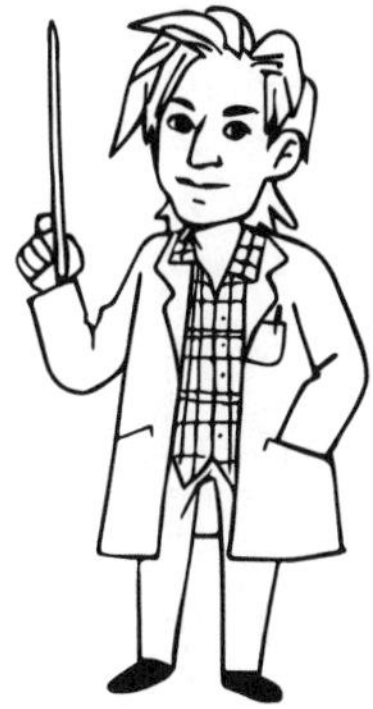

ドクターの処方箋

効果は数時間で消えてしまうので、発想力の必要な問題を解いている最中、もしくはその前に最低20分、出来れば30分の運動を。

基礎体力をつけるための運動も週に2、3回やっておきましょう。

●やり方

もうこれ以上アイデアが浮かばない、問題が解けないとなった時は、いったん考えるのをやめて、散歩やジョギングに出てみましょう。そんな時間はないと思うかもしれませんが、意外にもその方が結果として上手くいくのです。

発想力は、どんな問題解決にも欠かせません。問題を解決するには、新しい考え方や新しいものの見方をしなければいけないからです。

●他のアイデアも

歩いたりジョギングしたりしながら、悩んでいる問題の答を考えてみて下さい。もしくは、まったく別のことを考えていても良いのです。その方が結果的に上手くいく場合もあります。好きな音楽をかけたりオーディオブックを聴いたりするのもおすすめです。ＢＧＭにして聴き流すのではなく、耳をすませてよく聴いて下さい。

それからまた先ほどの問題を考えてみると、驚いたことに、答がもう頭の中にあることが多いのです。

●プロレベル

運動中にノンフィクションのオーディオブックやポッドキャストを聴いてみましょう。わくわくするような発見をした研究者の話などは特におすすめです。難しい課題や問題でも解決出来るのだと思うと明るい気持ちになれますし、こんな風に考えることもできます。「その発見と自分が悩んでいる問題に共通点はないかな？」

新しい方法を探し、新しい方向から解決するためにはとても良い方法です。そして共通点は必ず見つかるものです。一見、まったく関係ないことのように思えたとしてもです。

●その効果は？

運動は発想力を数時間ほど高めてくれます。基礎体力もつければ、思いついたアイデアを実現するためのパワーもわいてくるはずです。

33、56、92、144、182ページにも運動のアイデアがあります。

第7章　脳の仕組みを知る

「は虫類脳」から「サル脳」へ

アメリカの脳科学者デイヴィッド・J・リンデンは、ヒトの脳をコーンに入った3玉のアイスクリームに例えました。一番底にあるアイスクリームの玉は「は虫類脳」（ヘビやトカゲのようなは虫類の脳で、ヒトに比べればかなり単純な脳）と呼ばれ、何百万年も前からある脳の最も古い部分です。危険に対して警報を鳴らしてくれる扁桃体（46ページ）もそこにあります。は虫類脳は主に生きのびることを考えていて、危険に直面した時に体を「戦うか逃げるか」の態勢にしてくれます。

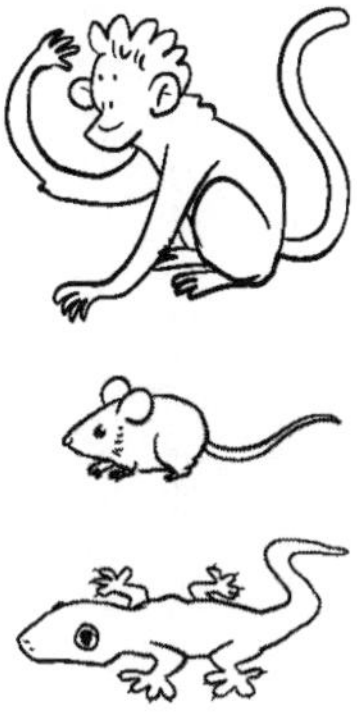

は虫類脳の上にあるアイスクリームの玉は、リンデンが「ネズミ脳」と名づけた部分で、ネズミや他のネズミ目《もく》の動物たちも持っている脳です。記憶や様々な感情といった、は虫類脳より少し高度な機能があります。ネズミ脳は危険が起きてから反応するのではなく、危険を予測し、避けようとしてくれます。

3つめのアイスクリームの玉が「サル脳」で、ここでぐんと高度になります。この脳の部分が考えたり、他の人と協力したり楽しく過ごしたりすることを可能にしてくれているのです。また、計画を立てることもします。

ヒトは「サル脳」のデラックスターボ版を持っている、とリンデンは言います。一番近い親戚のチンパンジーより、ヒトの脳は3倍も大きいのです。大脳皮質（132ページ）もチンパンジーよりずっと大きくて高度です。そのおかげで複雑に物事を考えたり、想像したり、アイデアを思いついたり、相手の感情や考えを読んだりすることが可能なのです。

コラム

古代ギリシャの哲学者アリストテレスは、脳は血を冷やすためにあると考えていました。そして知性は脳ではなく心臓に宿ると思っていたそうです。アリストテレスは賢い考えを色々思いつきましたが、その点については間違っていたようです。

ブレーキとコントロール

分かりやすく人間の脳をアイスクリームに例えた話をしてみましたが、他の動物よりも高度なサル脳の奥には、昔ながらのは虫類脳とネズミ脳も残っているのが分かったでしょうか。は虫類脳とネズミ脳は本能的に素早く反応する役割を担っていますが、これに対してサル脳の大脳皮質がブレーキをかけ、心を落ち着かせ、冷静に考えられるようにしてくれます。

すでに書いた通り、扁桃体が危険を知らせて警報を鳴らし、前頭葉皮質が不安やストレスを和らげてくれます（46〜48ページ）。興味深いことに、運動によって一番強化される脳の部分は前頭葉と前頭葉皮質なのです。つまり、運動することでは虫類脳とネズミ脳の働きを上手くコントロール出来るようになるのです。

この本に出てくる脳の部位

扁桃体　危険を感じた時、最初の警報を鳴らす（46ページ）

前頭葉　衝動にブレーキをかける。人とのやりとり、社会的な交流の中枢《ちゅうすう》（センター）（48、154ページ）

海馬　記憶の中枢。短期記憶を作り、扱う。どの記憶を長期記憶に移すかを選ぶ。

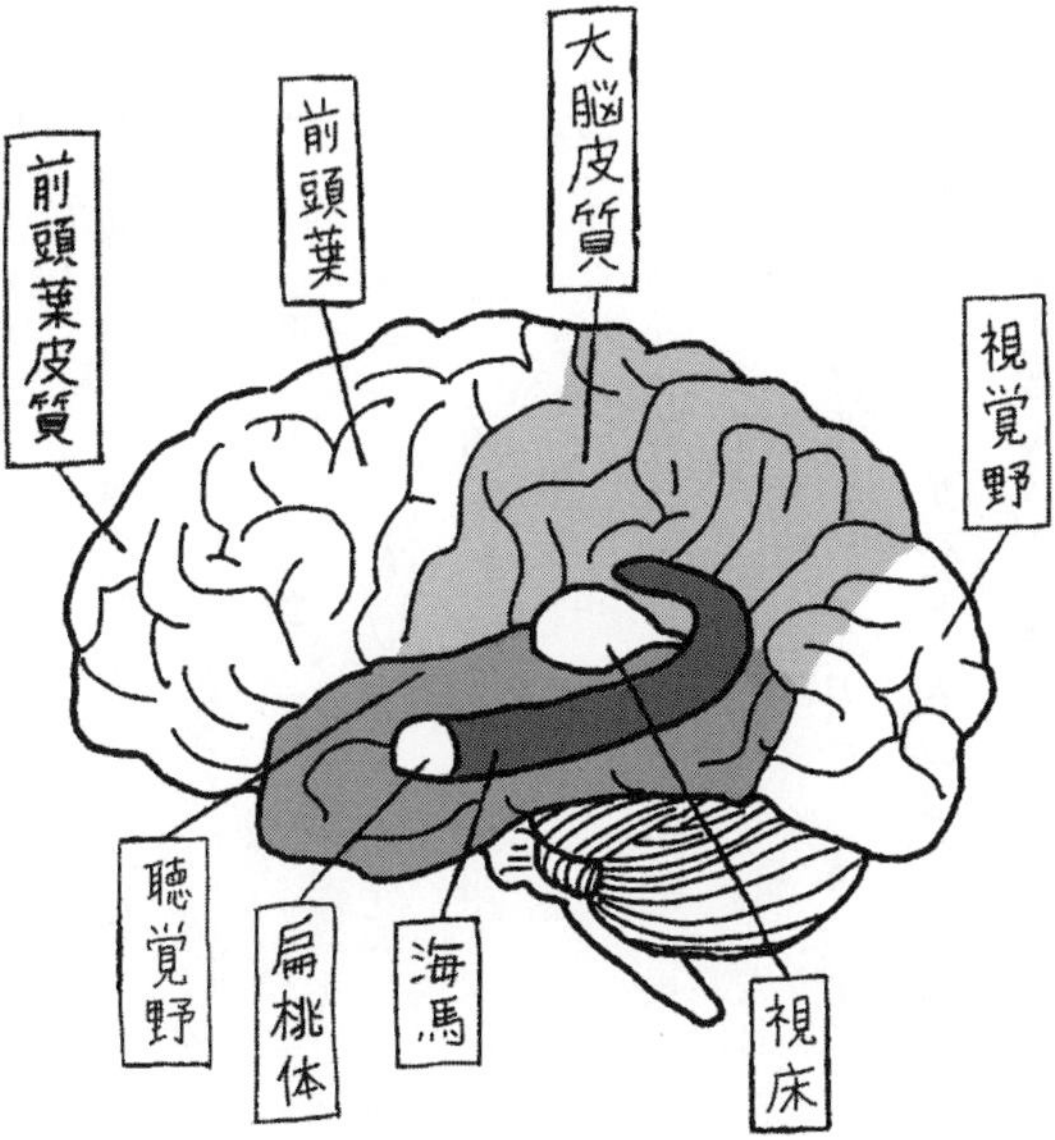
前頭葉皮質
前頭葉
大脳皮質
視覚野
聴覚野
扁桃体
海馬
視床

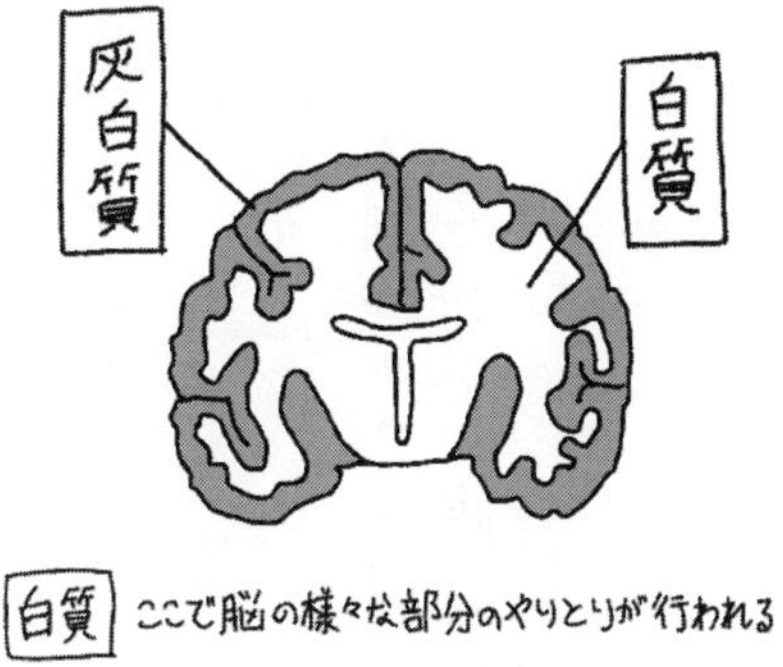
灰白質
白質
白質　ここで脳の様々な部分のやりとりが行われる

前方から脳を見た断面

空間を認識する（47ページ）

大脳皮質　脳の一番外の〝皮〟。表面積を大きくするためにしわが入っている（でなければ頭蓋骨の中におさまらない）。脳の一番高度な部分で、他の動物とヒトを分けへだてる（141ページ）

聴覚野　耳からの刺激を取り入れ、解釈し、視床下部へと送る（142ページ）

前頭葉皮質　前頭葉の一部で、脳のボス的存在。長期的な目標を立て、どう行動するかを決める。論理的、抽象的、数学的な思考の中枢。危険を感じた時、気持ちを落ち着かせるためにも重要な役割を果たす（48ページ）

視覚野　目から視覚的なイメージを取り入れ、理解し、視床下部へと送る（141ページ）

視床　情報を整理して、前頭葉が一番必要としている情報を選ぶ（114ページ）

注意！　ここに描かれているのはこの本に出てくる部分だけですが、それ以外の脳の部分も重要な役割を持っています。

第8章　ゲームが上手くなる

ゴール

・ゲームの中で素早く動けて、考えも鋭くなる。
・ゲームの中で問題が起きても、解決策やアイデアがいくつもわくようになる。
・ゲームスコアの自己ベストを更新出来る。次のレベルに上がれたり、宿敵を倒したり出来る。

頂点への階段

ゲームをしている人なら分かるでしょうが、優秀なゲーマーに、中でもプロのゲーマーになるのは簡単なことではありません。あるレベルまでは行けても、そこで止まってしまうのが普通です。先に進めない時間が永遠のように感じられることもあるでしょう。

プロのサッカー選手になれる人やノーベル物理学賞をもらえる人がごくわずかなのも同じ理由からです。頂点へと続く階段の段の高さは、1段ごとに前の段よりも

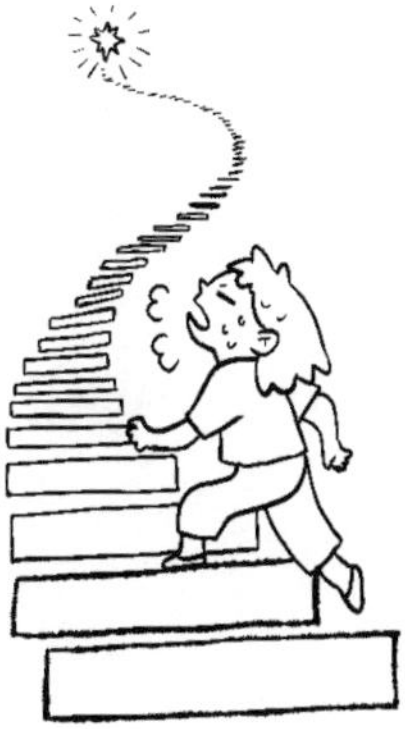

高くなり、そのうちに限界がきてしまいます。これ以上はしんどくて無理、もしくは脚が短か過ぎて上れないかのどちらかなのです。

階段の高い所まで到達するにはある程度の才能、そして尋常《じんじょう》ではないくらいに強い意志も必要です。今、階段のどのあたりにいるにしても、目標をしっかり定め、長い時間をかけて練習に集中しなければいけません。それでも結局行きづまってしまうこともあります。

でもうれしいことに、能力を伸ばす方法があります。階段を上るための脚が少し長くなるような方法です。

ここまで読んできた人には、どんな方法かはすぐに想像がつくでしょう。

プロゲーマーの能力

ゲームやeスポーツでレベルアップするには、指を速く動かせる以外にどんな能力が必要でしょうか。

フローに入るくらい夢中になれなければいけませんし、賢い解決策を思いつくためには発想力も必要です。同じ間違いを何度もしないよう、記憶力も良くなくてはいけません。いちいちボタンを押して画面に地図を出すのも時間の無駄になります。ゲームが白熱した時に、ストレスで体が動かなくなっても困ります。状況を前向きに明るく考えられるのも大きなメリットでしょう。ましてやその難題やミッションがとうてい無理だと思えるような場合には。

さて、これがこの章のテーマです。**ゲームと脳、そして体にはどのような関係があるのでしょうか。**

今やゲームでズルは出来ない

ゲームにも運動が関係あるなんて、大げさだと思う人もいるかもしれません。ゲームなんていすに座っているだけで、運動したからといって何も変わらないのでは？　そう思うのも無理はありません。

ところがそれが変わるのです。ドイツ国立ケルン体育大学のインゴ・フローベーゼ教授はそのように主張しています。フローベーゼ教授の調査によれば、プロのゲーマーの心臓は1分間に160〜180回も打っているそうです（静かに座っている時で1分に100回）。つまりプロゲーマーの体の中ではF1レーサーと同じくらいのストレスホルモン、コルチゾールが出ているのです（49ページ）。体も心もF1レース並みのスピードで作戦通りに動かなくてはいけないということです。

また、プロのゲーマーは1日に少なくとも8時間は練習をしています。心も体も負担が大きいはずです。

今ではeスポーツに高額の賞金がかかるようになり、小さなズルやごまかしも出来ません。つまり高いレベルを目指すなら、ゲームのトレーニングだけをしていては足りないということです。体のトレーニングもしなくてはいけないのです。

これっぽっちでこれだけの効果

何か新しいことを始めたら、すぐに結果が出てほしいものです。運動やトレーニングに時間をかけるなんてまどろっこしいと思うでしょうが、どんな効果が得られるかをすぐに知りたいなら、続きを読んでみて下さい。

10歳の子供たちを調査した研究では、**4分間運動しただけで**（そう、たったの4分です）、**その後1時間、集中力が高まりました。**たった4分ならやる価値があると思いませんか。

別の調査では、**12分ジョギングをすると、特に視覚的な集中力が高まりました。**例えばゲームの画面を見つめている時に、目に見えた物をとらえ、それが何なのかを素早く理解することが出来るのです。これは10代の若者を使った実験でした。

この結果はたった1度、12分のジョギングをしただけで得られました。しかし長くやるほど効果は上がり、定期的に数カ月続けるとさらに上がります。

研究によれば、毎日体を動かしている子供や若者の方がストレスにあまり反応しない、つまりストレスに強いことが分かっています。プロのゲーマーがどれほどのストレスにさらされているかは、すでに説明した通りです。ストレスに強い方がゲーマーとしても当然有利です。

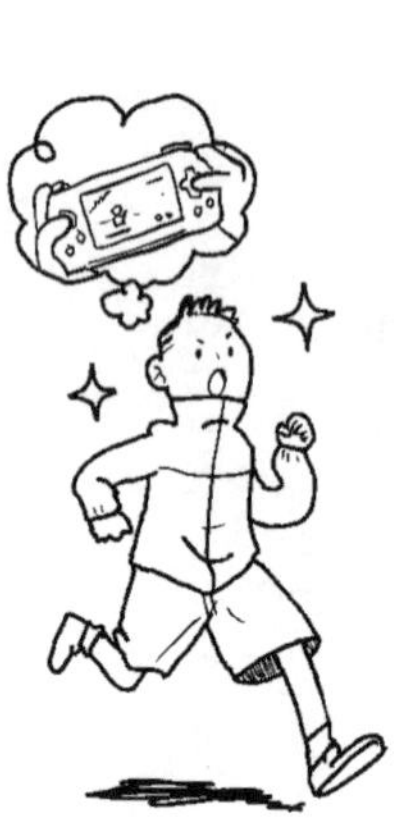

他にはどのような能力が必要でしょうか。マルチタスク能力（同時に色々なことが出来る能力）、作業記憶の能力（短期記憶のうち、何かをやっている最中に使える記憶力の容量が大きいこと）、計画実行能力（情報を整理して計画し、他のこと

に気を散らされない能力）……そういった能力も運動によって上がることが分かっています。

灰白質と白質

脳はふたつの部分に分けることが出来ます。ひとつは灰色の物質（灰白質《かいはくしつ》）で出来ていて、もうひとつは白色の物質（白質）で出来ています（131ページ）。

灰白質が外側にあり、大脳皮質と呼ばれる部分です。ここで複雑で高度な思考が生まれます。白質は灰白質の内側にあって、脳の様々な部分が上手くコミュニケーションを取れる（話し合える）ようにしてくれています。灰白質はネットワーク内にパソコンがいくつもあるような状態で、白質はパソコン同士をつないでシグナルを送るケーブルといったところでしょうか。

ゲームをする時に脳がどんな風に働くかを考えてみましょう。目と耳から視覚野と聴覚野を通じてひっきりなしに情報が送られてきます。脳はそれを理解し、どう動けばいいのかという指令のシグナルを手に送ります。それと同時にチームメイトと会話をしながら、情報を教えたりもらったりもします。それがまた新しい決定につながり、手や目に新しい指令を送ります。その間にもっと先のことまで考えて、次にどうするかという戦略を立て、さらにその先の戦略も立て……。

運動はこの灰白質と白質の両方を強めてくれます。ゲーマーにとっては白質の方がより大切かもしれません。ゲームの正念場で、パソコンとパソコンの間のケーブルが間違ってつながれていたり外れかけていたりしたら困るでしょうから。

なぜ白質、つまり脳のケーブルが運動によって強められるのかは分かっていません。ですがとにかく、強くなることははっきりしています。ゲームでもそうですが、結果がすべてなのです。

得点10％アップのテクニック

中学1年生を調査したところ、とても簡単なテクニックを使うだけでテストの成績が10％も上がることが分かりました。何段階かに分けて解くような問題のテストだったのですが、生徒たちの脳の前頭葉が活発になったそうです。特に作業記憶と集中力に大切な左側が活発になりました。

そのテクニックがどんなものだったかというと、座らずに立ってテストを受けただけのことでした。

しかしこの10％がゲームの成績にどれだけ影響を与えるでしょうか。1000点が1100点になるかもしれません。そんなに単純な話ではないかもしれませんが、確実に差は出てきます。

次にゲームをする時は立ってやってみてはどうでしょう。この本に書かれていたテクニックだったことを思い出してもらえれば光栄です。

ゲーマーにも運動が効く

ドクターの処方箋

ゲームをしながら時々、最低10分の運動を。週に数回はもっと長く、なるべく30分以上の運動をしましょう。基礎体力は、体と脳が長い時間ゲームをするためにも必要です。

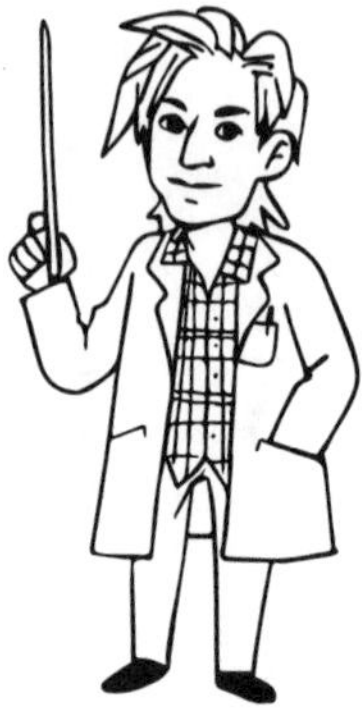

●やり方

自分がやりたいと思う運動をして下さい。重要なのは何をするかではなくて、何か運動をすること。遊びでもダンスでも森の中を走り回るのでもいいのです。家で1人でゲームをしているとあっという間に何時間もたち、1日が終わってしまいます。そのため他の人ともあまり会わなくなります。友達と時間を決めてチームでスポーツをすれば、その問題も解決出来ます。

●他のアイデアも

優秀なゲーマーになるために効果的なのは、背中やお腹をきたえられるボートや腹筋運動、腕立て伏せです。おまけに基礎体力もつきます。

立ってゲームをするなら、背中の左右に同じだけ負荷《ふか》がかかるようにして下さい。両足に同じだけ重さがかかっている状態で立つようにしましょう。

●プロレベル

1時間に1度はゲームを中断して、卓球をしてみませんか。反射神経が良くなりますし、目と手のつながりもきたえられます。つまり視覚と体の動きの連携が良くなるのです。卓球は短い時間で激しい動きをするスポーツです。卓球台がなくても、家の食卓にネット（もしくはそのくらいの高さの物）を張って使うという手もありますが、まずは大人に許可をもらってからにして下さい。

外に出てバドミントン、テニス、スカッシュなどをするのも良いですが、その場ですぐに出来るという意味では卓球が手軽です。

●その効果は？

eスポーツの世界チャンピオンにはなれなくても、あっという間にひとつ上のレ

ベルに上がれるはずです。運動をすればするほど、ゲームの成績にも効果がありま
す。

33、56、92、121、182ページにも運動のアイデアがあります。

第9章　スマホについて考えてみる

スマホのえじき

わくわくするようなアイデアを思いついて、それを書きとめようと机に向かったとしましょう。その時に、誰かがおかしとジュースとマンガをわたしてくれました。「どうしても食べたくなった時はおかしを1個だけ食べていいよ」とその人は言います。「それからマンガは、本当に休憩《きゅうけい》したくなった時だけ読んでもいいよ」

そしてその人は部屋から出ていきました。あなたはさっきまで集中していたのに、今はおかしとマンガを見つめています。

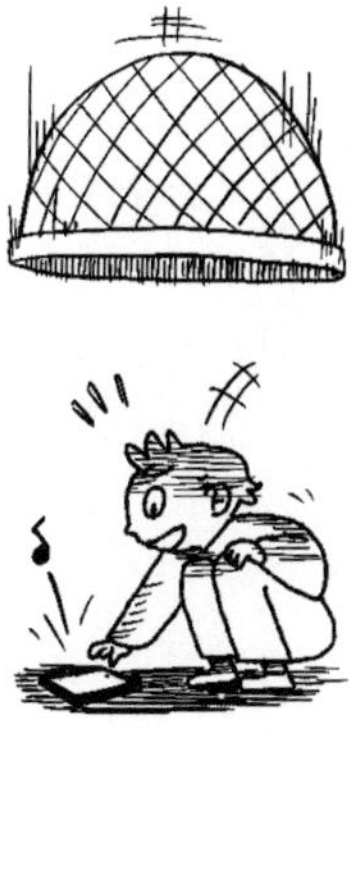

この後すぐにノートにアイデアを書きとめて、どうしても休憩が必要になるまで集中していられるでしょうか。それはかなり難しいはずです。

最も可能性が高いのは、せっかくのアイデアのことなど忘れて、おかしを食べながら、何時間もマンガを読んでしまうことでしょう。それは誰でもそうだと思います。

それなのに、スマホはすぐそばに置いたままにして、しょっちゅう着信音が鳴ってもしっかり集中出来ると思っている人が大勢います。あなたもそうなら、ぜひこの章を読んでみて下さい。

またここでもドーパミンのシステム

しつこいようですが、ここでもう一度ドーパミンとごほうびの話をしなくてはなりません。知っての通り、ごほうびのシステム（25ページ）は私たちに「良いこと」をさせるためにあります。しかし今の生活のために作られたシステムではありませんから、ろくなことをしていないのにごほうびをもらえてしまうことがあります。

おかしとジュースがその良い例です。どちらもちっとも体には良くないのに、パクパク食べてゴクゴク飲みたいという強い気持ちを起こさせます。それと同じように脳のごほうびのシステムを利用しているのが、スマホです。タブレットやパソコンなど、スクリーンがついていて着信音の鳴るデバイスも同様です。

今の子供や若者は、そういったデバイスの格好のえじきになっているのです。

詳しいメカニズムと具体的な研究結果は『スマホ脳』で紹介していますが、ここでもう少しやさしく説明していきます。

衝動を抑える前頭葉

私たちの脳は生きている間ずっと成長を続けます。脳の中にはかなり幼い頃に完成する部分もありますし、大人になるまで完成しない部分もあります。よく「脳は後ろから前に向かって成長する」と言われますが、一番前の方にある前頭葉が完成するのは、なんと25歳くらいになってからなのです。

前頭葉は衝動を抑えたり、ブレーキをかけたりする脳の部分です。例えば、高層ビルの屋上のへりで平均台ごっこをするのを止めてくれるのです（そうでなければ困ります）。

前頭葉は人との交流においても大切な役割を果たしています。交流というのは非常に複雑な活動で、長い期間トレーニングを重ねなければいけません。だから前頭葉が完成するのには長い年月がかかるのかもしれません。言い換えると25歳より若い人たちは、衝動のコントロールがまだあまり上手く出来ないということになります。

脳の他の部分はもっと早い段階で完成します。例えばドーパミンのシステムなどは子供の頃にはすでに機能していて、10代の頃は活発過ぎるくらいです。つまり、**10代の子供の脳はごほうびに非常に弱い**ということになります。

それを聞いて心配になりませんか？　ブレーキはまだ作っている最中なのに、今すぐ何かをしたいという衝動は立派に機能しているのですから。実はそれが、子供や若者がごほうびをたくさんくれるスマホのえじきになってしまう理由なのです。

着信音の落とし穴

脳が良いと思うことをするとごほうびをもらえると書きましたが、実はそれだけではありません。

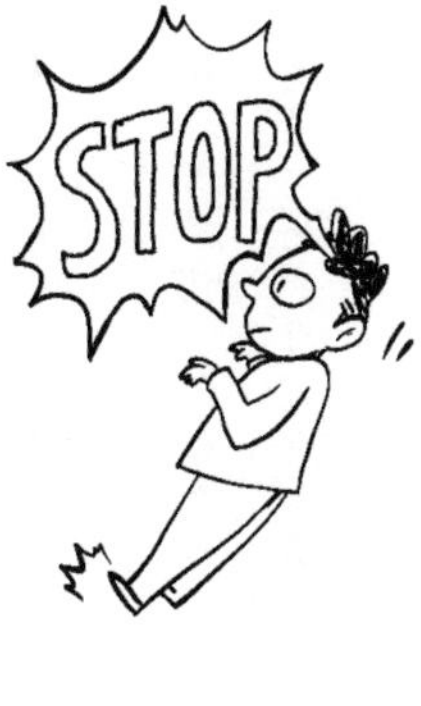

大きなごほうび、つまりより多くのドーパミンが出るのは、実際に何かを手に入れた時ではなく、もうすぐ手に入るか
もと思った時なのです。

ネズミを使った有名な実験があります。レバーを押すとエサが出てくるようになっていて、ネズミはすぐに「レバーを押せばエサがもらえる」ということを覚えました。

しかし、ネズミたちはお腹が空いた時にしかそこに行きませんでした。それ以外は以前と変わらぬネズミ・ライフを楽しんでいたのです。ところが、その装置を時々しかエサが出てこないように設定すると、興味深いことが起きました。

レバーを押してみたいという気持ちが急に大きくなったようなのです。ネズミたちは必死にレバーを押すようになり、遊んだり、走ったりというようないつもやっていたようなことには興味を示さなくなりました。「今度こそエサをもらえるかも……」、そう期待して、レバーばかり押すようになったのです。

ネズミの脳はつまり、「不確かなこと」が好きなのです。それは私たち人間も同じで、「もしかしたらもらえるかも……」と思った時の方が、より多くのドーパミンが出ているのです。

だから着信音や通知音が鳴ると、もうスマホを見ずにはいられないのです。今度こそ、とても大事なメッセージが来たかもしれない。ＳＮＳに運命の投稿があったかもしれない。かも、かも、かも……そしてスマホをタップし続けるのです。

知っての通り、ドーパミンが出るのは脳が良いと思うことを私たちにさせるためです。だからこそ、やった後よりも「やろうとする時」にごほうびを出した方が効果的なのです。

たいていの場合、スマホに届いたメッセージを読んでいる時よりも、通知が来た時の方が、脳の中でたくさんごほうびが出ているそうです。

理想的なバランス

研究によれば、7歳の子供には次のような時間配分が良いそうです。つまりこれが理想的な生活です。

・運動　1日最低1時間
・睡眠　毎晩9~11時間
・スクリーンタイム（スマホやタブレット、パソコンやテレビといった機器を使う時間）　1日2時間まで

しかし実際のところ、たいていの子供は理想的な生活とはほど遠いバランスで暮らしています。この時間配分を保てているのは20人に1人程度です。

スマホは敵？

この章を読んでいるうちに、スマホやタブレット、パソコンが敵のように思えてきたかもしれませんが、もちろんそうではありません。デジタルデバイスは便利ですし、勉強にもなり、楽しく過ごさせてもくれます。すぐに調べ物が出来るのも良いですね。

外科医は手術の練習をパソコンのシミュレーション（現実に似せた）プログラムでやりますし、本当の手術をオンラインでやることもあります。そうすることで、別の国にいる患者を手術することも出来るのです。パイロットも専用のシミュレーションプログラムで離陸や着陸の練習をします。画面上での練習なら、乗客の命を危険にさらすこともありません。

学習のためのプログラムやアプリも多数あります。ケーブルを間違ってつないだり、いすを上下逆さまに組み立てたりしないように、やり方を教えてくれる動画もあります。他にも、私たちを笑わせてくれるような楽しい動画など、すばらしい例はいくらでもあります。

ただ、スマホの良い面を取り入れながら、**ドーパミンのわなにはまらないようにすることが大切**なのです。

時間の使い方を取り戻す

今の大人が子供だった頃に比べて、子供が遊ぶ時間は減っています。友達と会ったり、スポーツをしたり、勉強したり、寝たり、本を読んだりする時間も減っているそうです。楽器を弾《ひ》くことも減りました。それが典型的な現代の子供の生活です。

一方で、昔に比べるとスマホやタブレット、パソコンやテレビといったスクリーンの前で過ごす時間がとてつもなく増えています。それ自体は悪いことではないのですが、他の大事なことをやる時間が減ってしまうのは困ります。

理由のひとつに、今の子供たちは、すぐにごほうびをもらうことに慣れてしまっているという点があります。楽しくなるまで待つことが出来ないのです。しかし何でも、上手くなりたければがまん強く練習しなければいけません。バイオリンやフィギュアスケートが上手くなるには何年もかかります。そうやって上手くなってやっと楽しくなる、そこでごほうびをもらえるわけです。そしてさらに上手くなりたいという気持ちにもなる。その繰り返しで上達していくのです。

ところが今の子供たちは、スマホの無意味なゲームに時間を使いがちです。そうしたゲームなら、すぐにごほうびをもらえるからです。

ですが、**何に時間を使うかは自分次第だ**ということを忘れないで下さい。**決めるのはあなたなのです。**

だけど……?

この本では、運動が脳に良いということを中心に書いてきました。ここでもやはりその話に戻ります。

何事もバランスが大切です。適度にやるのが上手くいく秘訣《ひけつ》なのです。スクリーンタイムも、睡眠も、食事も、それにもちろん運動も。しかしそれを全部やるには時間が必要です。残念ながら、今ではスマホなどのスクリーンのついたデバイスが時間をうばってしまっています。**他の大事なことをする時間がない**のです。

運動すると脳はレベルアップしますが、その効果がすぐには出ないこともあります。すでに書いた通り、すぐに出る効果もありますが、**数週間から数カ月は定期的に運動しなければ出ない効果もあります。**すぐにもらえるごほうびばかりではありませんが、あきらめずに続ける価値はあります。

ひとつうれしい事実をお話ししておきましょう。体を動かすことに慣れると、運動する時にもごほうびが出るようになります。これから外に出て自転車をこごう、友達とサッカーをしよう、などと考えただけで少しドーパミンが出るようになるのです。

第10章　記憶力を良くする

ゴール

・記憶力を良くして、必要な時に必要な情報を記憶から取り出せるようにする。例えばテストの時などに。

・物を探すのに時間を無駄にすることがなくなる。特に朝、出かける前にパニックにならなくてすむ。

作業記憶と長期記憶

脳というのは非常に高度な機械のような存在です。パソコンなんかよりよほど複雑な仕組みで、しかもずっと賢い、それが脳というものです。今から見ていく「記憶」もまさにそうです。

脳の中に「記憶」が入っている専用の場所があれば話は簡単なのですが、そういうわけではありません。記憶は脳のあちこちに存在しているようです。

昔はよく、脳はパソコンに例えられました。作業記憶（パソコンのRAM＝ラン

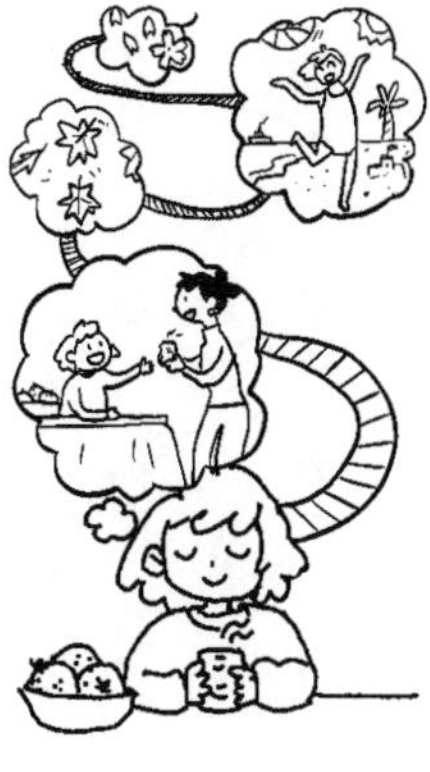

ダム・アクセス・メモリー）と長期記憶（パソコンのハードディスク）があるからです。**一時的に覚えておく場所と、ずっと溜《た》めておく場所があると考えられていた**わけですが、実際にはむしろインターネットに似ています。今では、巨大なネットワークの中でパソコンが何台もつながっているようなイメージとしてとらえられています。

作業記憶（短期記憶）には海馬が大切な役割を果たしていて、それについては後ほどくわしく見ていきます。一方、長期記憶について説明しようとすると話がかなり複雑になります。というのも、長期記憶は大脳皮質のあちこちに散らばっているからです。記憶というのはひとつの完全なファイルとしてではなく、細かい断片があちこちに保存されているのです。

情報の一部はパソコンの中に、それ以外はネット上のクラウドに、あとは何百万というホームページに分散されているイメージです。

目印となるタグ

ある美しい秋の日に、家の外に出たとしましょう。日射しが顔に温かく、あなたはさわやかな空気を胸に吸いこみます。道では子供たちが、赤や黄の落ち葉でうれしそうに遊んでいます。

「なんて気持ちの良い日なんだろう。この瞬間を覚えておきたい！」と思うでしょう。そして実際に覚えているはずです。覚えておくためには、海馬が記憶を細かく分けてそれぞれにタグ（目印）をつけ、長期記憶として大脳皮質のあちこちに保存します。

その作業には数時間から1日かかります。まずは海馬がその記憶を保存すべきかどうかを決めてから作業が始まるのです。

何年もたってから、何かのタイミングでその瞬間を思い出すことがあるでしょう。

その時にはあちこちに散らばっている断片を、海馬がタグをたよりに集めてひとつの記憶に戻します。しかし必ずしも記憶全体が戻ってくるとはかぎりません。カサカサという落ち葉の音を聞いて、理由は分からないけれど幸せな気持ちになるだけかもしれません。それは、その時の記憶に「幸せな気分」という感情のタグがついていたからです。

逆に何の感情もわかなかった出来事であれば、覚えておいても無駄だと判断されてしまうのです。

海馬

海馬は脳の左半分と右半分にひとつずつあり、まさにタツノオトシゴのような形をしています。すでに書きましたが、**海馬は記憶にとって大切な役割を担っています。**

短期記憶が保存される場所が海馬です。短期記憶がなければ、今やろうとしたこともすぐに忘れてしまい、何を考えていたのかも分からなくなります。本を読んでいても、同じ文を何度も何度も読み返すことになるでしょう。

長く覚えておく価値のある記憶は、海馬から長期記憶へと移動されます。今朝《けさ》くつ下をはいた記憶は、後世に残しておくほどの価値はありません。はきながら転んだりしたら印象に残るかもしれませんが。

この短期記憶から長期記憶への移動は「固定化」（しっかり固めること）と呼ばれています。その際に海馬が記憶に細かくタグをつけ、脳のあちこちに送り出し、次に必要になるまでそこにしまっておくのです。

「固定化」はその出来事が起きてから1日たっ

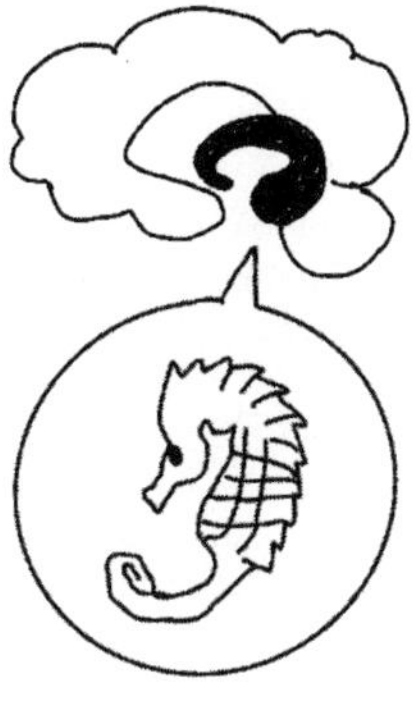

た頃に完了します。たいていは夜寝ている間に「固定化」が行われていると考えられています。その頃には朝くつ下をはいたことなど忘れているでしょう。はきながら転んだのでなければですが。

コラム

海馬は英語でヒポカンパスと言います。ヒポカンパスはタツノオトシゴの学名（ラテン語でつけられた世界共通の生きものの名前）でもあります。

忘れることも重要

脳が記憶でいっぱいになってしまうということはありません。新しいことをひとつ覚えるためにはひとつ忘れないといけないというわけでもありません。記憶の容量は驚くほど大きいのです。少なくとも1ペタバイト（＝百万ギガバイト）はあると言われています。どのくらいかというと、本がいっぱいにつまった図書館1万軒分ほどの量です。

それでも人は忘れます。それは良いことでもあるのです。何もかもすべて覚えていたら、脳の中で記憶があふれかえってしまい、重要な記憶を見つけづらくなるからです。そのため、**いらない記憶は忘れるように出来ている**のです。

特に人間が忘れるのは「痛み」です。その痛みがその人にとって良い痛みの場合はです。信じられないかもしれませんが、それにはちゃんと理由があります。

子供を産んだばかりのお母さんは、出産がどんなに痛かったかを覚えています。ところが1年たってから同じ質問をすると、たいていは「それほど痛くなかった」と記憶しています。人類の歴史を考えると当然かもしれません。前に子供を産んだ時にどんなに痛かったかをずっと覚えていたら、もう産みたくないと思うでしょうから。そうだったら今頃、地球上にこれほど大勢の人間はいなかったはずです。

長期記憶のない男

ヘンリー・モレゾンというアメリカ人の男性は1950年代に脳の手術を受け、海馬を左右とも傷つけられてしまいました。彼の脳がどうなったかというと、長期記憶を作れなくなったのです。

手術より前のことは覚えていました。それまでは脳の長期記憶の部分が機能していたからです。しかし新しい長期記憶が作れなくなったので、相手が部屋から出ていくと数分後にはその人のことを忘れていました。

ヘンリーは一生、自分は27歳だと思って生きることになりました。それが手術を受けた年齢だからです。年を取ってから自分の顔を鏡で見た時には、それが自分の顔だとは分かりませんでした。まったく見覚えのない顔だったのですから。

体にある運動記憶

あなたはピアノが弾けるでしょうか、あるいは自転車に乗れますか？　それなら運動記憶を使っているはずです。ここで言う運動とは「体の動き」のことで、ピアノや自転車を触ったことがない人にも運動記憶はあります。なければベッドから起き上がることも出来ません。

私たちは普段、取り立てて考えることもなく色々な行動を取っています。体の動きのほとんどは自動で勝手に動いてくれます。口に食べ物を入れる時に、どのような角度でひじを曲げようか、どの筋肉を使えば良いかなどと考えたりはしません。一歩ごとに立ち止まって、次の一歩をどうふみだそうかとも考えないでしょう。それは**運動記憶があるおかげ**なのです。

パターンの学習

どんな動きも、実は非常に複雑です。筋肉を縮めたり伸ばしたりを完璧なタイミングでやらなければいけませんし、適度な力をこめなければいけません。手も脚もきっちり正しい角度に曲げ、同時に何百という小さな筋肉で体全体のバランスを取っています。そうしなければ倒れてしまったり、ロボットのようにガクガクした動きになったりします。

そうならないようにしてくれているのが脳なのです。脳が小さな動きひとつひとつのパターンを覚えているから、いちいち次の動きを考えずにすみます。しかし新しい動きのパターンを学ぶ時、例えばピアノで新しい曲を練習したり、自転車に初めて乗ったりする時は、海馬が活躍します。

練習している間に使われているのは短期記憶で、**充分に練習すれば、**練習した動きが体の長期記憶に「固定化」されるのです。

記憶の小道を作る

記憶とはいったい何なのでしょうか。脳の中をのぞきこんでも、映画や写真のように目で見ることは出来ません。しかし脳の中には測定出来るような痕《あと》が残っています。

記憶というのは、いくつかの脳細胞が互いにつながったものです。細胞同士が実際にくっついているわけではなく、神経を通じてシグナルを送り合ってつながるのです。細胞同士のつながりの強さは、何回連絡を取ったかによって変わります。

例えると、森の中の小道のような感じです。よくふみ固められた小道は見つけるのも簡単で、歩きやすいものです。しかしあまり人が通らない小道はすぐに雑草におおわれてしまいます。

初めて何かを経験する度に、何か新しいことを学ぶ度に、新たに記憶の小道が出来るのです。次に同じことをする時には、脳が「森の中の小道」を見つけやすくなっています。だから、何か出来るようになるためには何度も練習するのです。

すぐにアスファルトで舗装《ほそう》されるような小道もあります。特別な体験をした時や、強い感情がわいた時です。命が危ないとか、危険を感じたような時（扁桃体が警報を鳴らした時、46ページ）は特にそうです。生死を分けるほど重要なことは覚えておかなければいけないからです。もう二度と、左右を良く見ずに道路に飛び出したりすることがないように。

小道がちっとも出来上がらない体験もあります。例えば先ほども触れた、くつ下をはいた記憶などです。そんな時には、はきおわったとたんに脳細胞が連絡を断っています。覚えておくほどの価値はないからです。

そう、そしてやはり……

どんな形の記憶にしても、覚えておくのを手助けする一番良い方法はやはり運動につきます。

運動すると海馬に多量の血が流れます。海馬だけでなく脳の他の部分にも血がたくさん流れ、それがさらに記憶を助けてくれます。

しかしそれだけではありません。脳のある部分で、脳細胞間のつながり（記憶の小道）を強化する物質が出ているのですが、運動をするとその物質がより多く出るのです。

つまり運動が、新しい情報を受け取ったり、記憶を作ったりする準備を整えてくれているのです。それでは、勉強する直前に運動をしたらどうなるでしょうか。研究によれば、知識が最も良く頭に入るのは、運動している「最中」だそうです。とはいえ、運動中に勉強するのはなかなか難しいかと思います。

「固定化」はすぐには起きないと書きましたが、それがテスト直前に勉強しない方が良い理由のひとつです。**その日勉強したことは、翌日にならないときちんと記憶にならないのです。**

覚えておいてほしいのは、**運動は記憶力も良くしてくれることです。**運動した直後も、その後もです。短期記憶も長期記憶も、運動記憶も良くなります。

方向オンチのメカニズム

道に迷いやすいタイプの人がいます。角を曲がったとたん、方向が分からなくなるような人です。そういう人を「方向感覚がない」と表現します。

方向感覚があるかどうかにも記憶が関係していて、ここでもやはり海馬が登場します。

今この本を読んでいる最中も、海馬の中の特定の細胞が、今自分はここにいるという情報をシグナルとして出しています。そこから数メートルでも動くと、また別の細胞が起動します。そうやって頭の中に地図が出来ていくのです。どこを移動したか、どの道を通ったかという地図になり、道を覚えるのです。何度も同じ道を通るとますます覚えやすくなります。

方向オンチの人は、この頭の中の地図作りが上手くいっていないのと、自分がどう移動しているのかにあまり注意を払っていないのが原因だと思われます。

運動で記憶力を良くするには

ドクターの処方箋

週に最低3回、30分くらいの運動を。

歩くだけでも効果がありますが、脈拍が少し上がる方が記憶力にとっては効果があります。

長い期間（1カ月以上）定期的に運動するうちに、1日中効果が続くようになります。

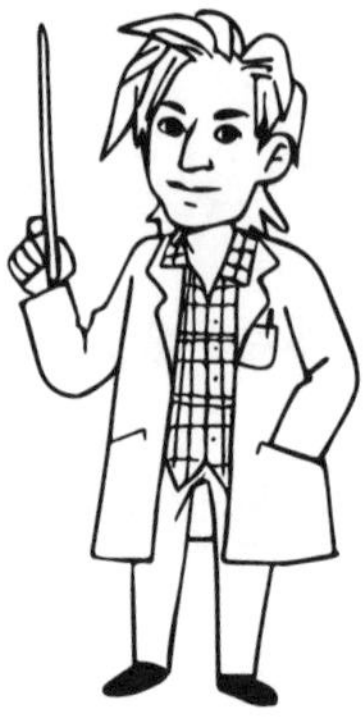

●やり方

この場合、本当に何をしてもかまいません。体を動かす遊び、体操、水泳、スキー、車いすバスケ、バードウォッチング、ベリーつみ。どれも効果があります。勉強の直前にやるなら、へとへとになるまでの運動はしない方がいいようです。運動し過ぎると、血液が脳ではなく筋肉にいってしまうからです。

●他のアイデアも

筋トレも記憶力をアップさせてくれます。特に「関連づけの記憶」（顔と名前を一致させるなど）に効果があるそうです。

ダンベルなどの器具を持っていなくても、自分の体の重さを使ってトレーニングをすることが出来ます。むしろその方が負荷がかかり過ぎません。好きな動画を観ながらでもいいので、うつぶせになって体に力を入れ、前腕と足のつま先だけ床についている状態を保ってみて下さい。このトレーニングは「プランク」と呼ばれています。あるいは背中を壁につけて、存在しないいすに座った姿勢をしばらく保つという方法もあります。くつ下をたたむ時に腹筋をしたり、腕立てふせを取り入れたりすることも出来るでしょう。他にも色々考えてみて下さい。

こんなトレーニングもあります。トレーニング用語で「ランジ」と呼ばれているのですが、片ひざを腰の高さまで上げ、それから体を前に倒します。上げていた方の足を地面につけるときに、転ばない程度になるべく自分から遠い所を目指して下さい。ひざを曲げて、足が地面につく時の衝撃を和らげましょう。こうやって歩いていけば脚も強くなり、ゴミ出しの時に近所の人を笑わせることも出来るはずです。

●プロレベル

宿題は毎週どのくらいありますか？　たくさん宿題がある日には、机に向かう前にここに書いたような運動を30分やってみましょう。宿題が早く終わり、学んだ内容を前よりも覚えていることに気づくはずです。そうすると次の宿題や学校での学習も楽になります。

宿題の量が多い時は、いきなり始めるよりも、まず運動をしてからの方が時間の節約になるはずです。

暗記ものは歩きながら覚えるのもひとつの手です。紙や本を持って外に出てみましょう。ただし、車通りのない道でやるようにして下さい。

●その効果は？

宿題が早く終わりますし、学校の成績も上がります。本を読んだり映画を観たりする時も、短期記憶をフルに使ってあらすじをしっかり覚えていられた方が楽しいものです。家のカギをどこかに置き忘れることもなくなり、きっと人生が楽になります。

33、56、92、121、144ページにも運動のアイデアがあります。

第11章　もっと運動の話

どんな運動でも効果がある

脳トレをやった方が脳のトレーニングになるのでは、という意見もあるでしょう。確かに「認知トレーニング」と呼ばれるゲームやアプリ、ホームページはいくらでもあります。認知というのは、どのように情報を取り入れ、学ぶかということです。

残念ながら、脳トレは脳のトレーニングにはなりません。世界トップの脳研究者70人が、そのテーマの研究結果を大量に読みこんで分析したことがありますが、**認知トレーニングをしても、そのトレーニングが上手くなるだけ**という結論でした。

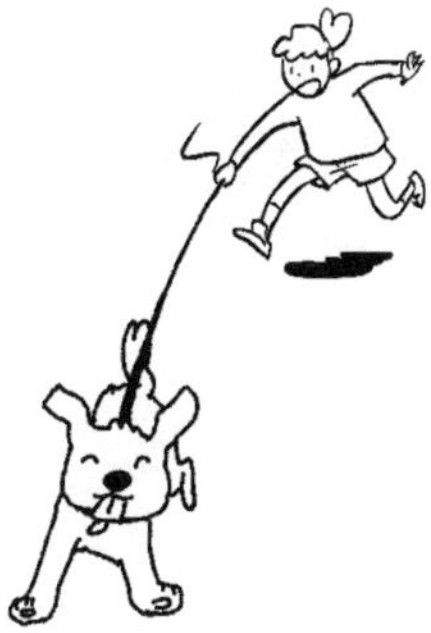

それなら運動しても運動が上手くなるだけでは、と思うかもしれません。しかしそれは違います。全然違うのです。

スウェーデンのブンケフローという町の小学校で、低学年の何クラスかは週2回ではなく毎日体育の授業をすることにしました。その結果、生徒たちはもちろん運動が上手になりましたが、週に2回しか体育の授業のないクラスの生徒と比べて、国語の成績も上がったのです。しかも効果は長く続いたようです。中学3年生で卒業した時にも（スウェーデンも中学校までは義務教育です）、他のクラスよりも不合格だった科目の数が少なかったのです。

同じような研究結果は世界中で報告されています。

脳が運動によって強くなるということを証明する研究は多数あるのです。

スタートラインは今ここ

この本の目標は色々なことが上手くなり、今よりレベルアップすることです。運動すると脳の働きが良くなることは分かったと思います。つまり、今よりも体を動かせばよいのです。これ以上分かりやすいアドバイスはないと思います。

今すでにどんな運動をしているかを考えてみて、そこから増やしていきましょう。少しずつでかまいません。学校までバスで行っているなら、その一部を徒歩や自転車にしたり、それもやっているなら速足で歩いたり、回り道をしたり、両方やってもいいでしょう。エレベーターやエスカレーターに乗る代わりに階段を使いましょう。自転車ではなく歩いて友達の家に遊びに行ったり、友達の家に着いたらダンスやスポーツのゲーム（体を動かすゲーム）をしてみるのもよいでしょう。手の指だけを動かすゲームではなく。

すべての一歩に、すべての動きに、効果があります。脳のために出来る一番大事なことは、毎日少しずつ運動を増やしていくことです。

楽しくなければ意味がない

走るのがどうしてもつまらないなら、楽しいと思うことをすればいいのです。水泳、自転車、ローラースケートなど、少しは好きだと思えることなら何でもかまいません。サッカーやバスケ、テニスの方が好きですか？　脳にとっては、何の運動をするかは関係ないのです。

この本では運動の例をいくつも書きましたが、それはあくまで私が考えたアイデアです。それに興味が持てなければ、自分で別の運動を考えてもかまわないのです。ここまでに書いた運動はどれも、他の運動に変えてもまったく問題ありません。同じくらい体を動かせて、同じくらい息が上がって疲れる運動ならば大丈夫です。それに、あなたが陸上10種競技の代表選手なのか、いすから立ち上がっただけで息が上がってしまうのかによっても運動の内容は変わります。

運動というのは、人と競うものではありません。長さや時間を正確に測定する必要もなければ、記録を抜かなければとかメダルを取らなければとかいうものでもありません。競うのが好きならもちろんやって下さい。でも競うのが嫌いでも、運動はしましょう。

自分とまったく同じレベルの人はいませんし、好きな運動も人によって違います。だから自分のレベルを考え、自分なりの運動をやってみれば良いのです。

何から何までやる必要はない

ここまでに書いてきたように、脳のどの場所をきたえたいかによって、運動の種類も少しずつ違ってきます。

同じような運動が何度も出てきたことにも気づいたと思います。しかし、集中力のためにまず30分走って、そのすぐ後に今度は記憶力のために30分走らなければという意味ではありません。30分走るだけで両方の効果があるのです。

少しくらい発想力が高まるだけでは満足出来ない、何もかももっと上手くなりたいと思うなら、もう少しだけ続きを読んで下さい。

3段階の運動レベル

よくある失敗は、いきなりきつい運動をやって、しんどくてすぐにイヤになってしまうことです。それでは元も子もありません。

少しずつやっていきましょう。人生で一歩も歩いたことがない人は、一歩目をふみ出すところから始めるのです。いきなりマラソンに参加するのではなくて。

ここでは分かりやすく3つのレベルに分けてみました。ミニマムレベル、ミドルレベル、マックスレベルです。ミニマムレベルをやろうとしないで、脳がレベルアップすることはありません。ミドルレベルは、特に最初のうちは多くの人にぴったたりです。数週間続けてみると、大きな違いを感じるようになるはずです。

マックスレベルはオリンピック級の脳を目指す人向けです。

ミニマムレベル：今よりもう少し運動するようにしましょう。「生活の中の運動」でいいのです。今すでにやっていることに加えて、あと少しだけ動いてみて下さい。1日中、生活の中で運動になりそうなことを見つけてやってみましょう。

ミドルレベル：ミニマムレベルでやっていることに加えて、週に2、3回、30分以上、出来ればもう少し長く運動してみて下さい。その間は心臓がドキドキしているようにして下さい。これが脳にとって一番幅広い効果があることが分かっています。効果は運動したすぐ後からその後しばらく続きます。

マックスレベル：ミドルレベルに、インターバルトレーニングを取り入れてみましょう。苦しいと思い始めてからあと少し、しっかり息が上がるように運動して下さい。この運動には長期的な効果があります。自分の体重を利用した筋トレも加えてみて下さい。

スパイラル状の自信

この本をしっかり読んだ人は（そしてその通りに運動した人は）前よりも幸せな気分になり、賢くなり、集中も出来るようになり、ストレスに強く、発想力が豊かになり、ゲームも上手くなり、さらには記憶力も良くなっているはずです。**つまり、この本を読む前よりもレベルアップしているのです。**どんな気分ですか？

まずは最後まで読んで、それから外に出て運動しようと思っていた人は（それが一番賢い作戦かもしれません）何をすればいいのかもう分かっていますね？　少なくとも、**脳のためには運動がとても重要だ**ということは分かったと思います。

どうしても分からないという場合には、もう一度この本を初めから読んでみて下さい。

脳がレベルアップすると、学校の勉強も楽になります。普段から運動をしている人は数学も、読解も、問題解決のテストでも成績が良いことが分かっています。集中力も上がり、習ったことを覚えておけて、計画したり、決断したり、リーダーシップを取ることも得意になるのです。

運動はもちろん、脳のためだけにやるものではありません。運動をして体のコンディションが良くなると、しっかり食べて、しっかり眠れるようにもなります。そのことはすでに実感しているかもしれません。それに、脳の中で起きることがもうひとつあります。今まで取り上げてこなかった効果ですが、それは「自信」です。

何かが上手になると、当然自信がつきます。同じことが、心が元気になった時にも起きます。体が元気で、幸せな気分で、良く眠れて、心が落ち着いていて、適度にお腹がいっぱいで、集中出来て……そんな状態なら、何をするにしても成功する確率が高いでしょう。あなたもきっとそう感じていると思います。そうやって自信がついていくのです。

しかも、効果はさらに上がります。この効果というのは雪玉のようで、転がるにつれてどんどん大きくなるのです。運動のように自分にとって良いと分かっていることをやると、自分で自分を「えらいな！」とも思えます。少し無理してでもがんばった時はなおさらです。「自信」という雪玉がどんどん転がって、大きくなっていくのです。

何かをやってみて上手くいったら、次に難しいことに挑戦する時にも、上手くいった時のことを覚えています。すると雪玉はさらに転がります。おまけに誰かが「すごい！」なんてほめてくれたら、もう止まりません。

このように、**自信というのはらせん階段のようにスパイラル状になっています。**

しかしスパイラルには正のスパイラルと負のスパイラルがあります。体を動かすのは、正のスパイラルにするための方法なのです。雪玉を転がすためと言ってもいいかもしれません。

さあ、間もなくこの本はおしまいです。少しさびしいですが、少なくとも3つの点が記憶に残ることを願っています。他のことは全部忘れたとしても、3つの大切な点を覚えていて下さい。

1. 脳の成長は止まることがない。脳はいつでも変えられるし、成長させられます。
2. 脳を助ける一番良い方法は運動です。
3. 普段からスポーツをしていなくてもいいし、運動が得意でなくてもかまわないのです。脳はどんな運動をしているかは気にしません。ともかく運動さえすればいいのです。

この本を読むまでは、脳を強くするには運動より本を読む方が大事だと思っていたかもしれません。そう、確かに今あなたも本を読みましたね。ではこの次に何をすれば良いかは……もう良く分かっているはずです。

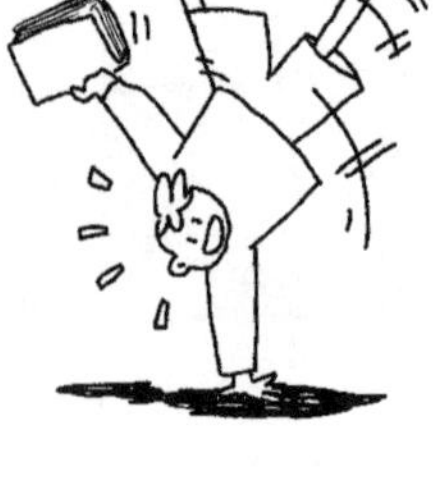

訳者あとがき

私が子供の頃、スポーツも勉強も出来る子は「あの子は文武両道だ」とほめられたものです。どちらも出来るというのは珍しいことで、だからこそそんな表現があるのでしょう。たいていの子はスポーツが好きか勉強が好きかのどちらか――多くの人がそう思っていたようです。

頭が良くなりたければ、もっと勉強するしかない。今でもそう考える人が多いはずです。しかし最近の研究では、なんと「運動をすることで頭が良くなる」ことが分かってきています。そんな方法は自分が学生の頃は聞いたことがありませんでした。

私が住んでいるスウェーデンでは、生徒の学力を上げるために学校で積極的に運動を取り入れるようになりました。初めてそれに気付いたのは、自分の子供が小学校1年生のときです。授業中に集中力が切れてうろうろするような生徒がいると、先生は「静かに座って勉強に集中しなさい」と注意するのではなく、「外に出て、運動場を1周走ってきなさい」とアドバイスするのです。私は子供からその話を聞いて驚いたのですが、間もなくその理由が理解出来ました。ちょうどその頃、スウェーデンの精神科医アンデシュ・ハンセンさんが『一流の頭脳』（サンマーク出版、原題 *Hjärnstark*）という本を書いて、スウェーデンでベストセラーになったのです。『一流の頭脳』は運動をすることで集中力、記憶力、発想力がアップし、ストレスにも強くなるという内容で、スウェーデンでは60万部を超える大ベストセラーになりました。なお、スウェーデンの人口は約1０００万人、日本の13分の1です。

『一流の頭脳』は日本以外でも、19ヶ国で翻訳されました。ハンセンさんは一躍有名になり、講演やメディアのインタビューに引っ張りだこ、テレビで脳に関するドキュメンタリー番組のホストも務めました。

その3年後には、ハンセンさんの次の本『スマホ脳』（原題 *Skärmhjärnan*）が出ました。スマホがいかに精神を蝕《むしば》み、集中力や記憶力を低下させているかという内容で、こちらもスウェーデンでベストセラーになり、日本でも50万部を超える「超」のつくベストセラーになりました。

スウェーデンでは大勢の学校関係者がその2冊の本を読みました。その結果、「勉強に集中したり、成績を上げたりするには、生徒に運動をさせることが大事」というのが、スウェーデンの学校では当たり前の認識になりました。体育の授業の回数を増やした学校もありますし、多くの学校が朝、授業が始まる前に20分程度運動する時間を設けるようになりました。

この2冊は大人向けの本でしたが、若いうちの運動量が将来にも大きく関わってくることを思い知らされる内容でした。大人も自分のライフスタイルを省《かえり》みて改めなければいけない部分が大いにありますが、若い人たちにも早いうちから同じ知識を持たせたいという希望が高まりました。周りから一方的にああしろ、こうしろと言われるより、自分自身でその重要性に気付いてほしいからです。その結果、2020年に『一流の頭脳』のジュニア版である本書が誕生しました。本書は児童文学作家のマッツ・ヴェーンブラードさんが執筆に協力しています。スウェーデンではこの本がNPOを通じて希望した学校に無料（郵送料・手数料は別）で届けられ、これまでに11万6千人の生徒が受け取っています。

日本でも多くの大人や子供にこの本が届き、自分最強の脳を手に入れ、ストレスにも強くなることを願っています。

イラスト：星野ロビン

アンデシュ・ハンセン　1974年スウェーデン生まれ。精神科医。経営学修士。現在は病院勤務の傍らメディア活動を続け、『スマホ脳』が世界的ベストセラーに。

久山葉子　1975年兵庫県生まれ。翻訳家。エッセイスト。スウェーデン大使館商務部勤務を経て、現在はスウェーデン在住。訳書に『スマホ脳』など。

Ⓢ新潮新書

930

最強脳《さいきょうのう》

『スマホ脳《のう》』ハンセン先生《せんせい》の特別授業《とくべつじゅぎょう》

著者　アンデシュ・ハンセン

訳者　久山葉子《くやまようこ》

2021年11月20日　発行
2023年1月25日　10刷

発行者　佐藤隆信

発行所　株式会社 新潮社

〒162-8711　東京都新宿区矢来町71番地
編集部(03)3266-5430　読者係(03)3266-5111
https://www.shinchosha.co.jp
装幀　新潮社装幀室
組版　新潮社デジタル編集支援室

印刷所　株式会社光邦

製本所　株式会社大進堂

ISBN978-4-10-610930-0 C0240